岭南古籍丛刊

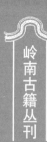

清末岭南五种卫生典籍校注

国家古籍整理出版专项经费资助项目

李永宸　主编

下册

南方传媒
广东人民出版社
·广州·

学校卫生学

[日] 三岛通良著，周起凤译

凡例

一、本书为医师、教育家、教育官吏及建筑校舍之技师等所必携，非但为学徒、学校而作。

二、论说方法，但求日本学校所能实行者，记述之，然引证参考亦不少。

三、本书参照书籍如下：

《学校卫生学》　柏林大学儿科学讲师巴尼司氏著

《学校卫生学》　高等医事顾问官握林丕氏、柏林高等中学校长巴哈氏合著

《儿科丛书》　医事顾问官结儿哈氏著

《学校卫生法》　柏林府教育会卫生部编

《学校卫生法》　德国医博士华克呵氏著

《小学校舍》　德国医博士衣育集氏著

四、日本调查学校卫生，虽始于予，然菲材浅学，深恐立论咸有不当，四方学者匡而正之，则幸甚。

著者识

第一篇　总论

教育为立国之本，国运之盛衰系之，国步之消长视之。教育而踬，则国未有能兴者也。欧美各国，国富兵强，岂偶然哉？盖数百年以来，注意体育，儿童有坚忍不拔之气象、敏捷锐迈之智识也。职教育者，何不一鉴之耶。

儿童为第二国民，国中之最要物也。当其身体发育时，体内诸机渐备，智识亦渐开。外感纷纭，应事接物，智识极为敏捷。然于此而不善为保护，则易罹疾病，甚或萎靡无用，比比皆然。盖儿童体躯，如软泥，如熔矿，随模型而成形，即骨格亦未坚硬。若位置不适当，教养不合宜，不免屈为畸形，而贻终身之大戚焉。今举其例于下：

一、机过于高，则读书或习字时，左肩必昂，习之既久，身体倾斜，遂成不治之症。

二、光线不足，或书籍之字过细，则儿童之眼必近于书，易酿为近视眼。

三、暖室法不完全，则易感冒。空气不足，则妨害身体，学校无医，则易患传染病。

故言智育、德育而忽体育，徒虚糜国家经济，为国增孱弱民种而已，消耗国力，莫此为甚。每见积多年雪窗萤案之功，始得游大学之门。一朝二竖来侵，则势必辍学。幸而卒业，而身体孱弱，亦安能经营国事。职教育者，必先坐其罪也。

古人云社会进步，学术发达，则人民尪弱短命。果然则文明之花虽丽，吾不欲观之矣。开化之国虽强，吾不欲处之矣。何也？盖遍地皆绝命之锐斧、缩寿之白刃也。一利一害，天数也，不能免也。社会进步，则国民利福多，故害亦因而生焉。于此而预防之，是在职教育者一计及于卫生而已。

欧美学校之卫生，具眼之士能言之矣，顾日本勿若也。且近时之蒙其害者，尤以日本为甚也。是盖由日本习惯风俗与彼全异，且当社会急变之秋，有卫生思想者不多耳。

欧美学校卫生之进步，以瑞士为第一，英国次之，法德其后也。瑞士人脱克脱儿氏，记学校卫生，足以兴起世界之研究。次则为雀利衣府、华儿吕氏等。其所言，今德国颇信之。予于明治二十四年，承文部省①之嘱托，调查学校卫生事项。东京教育会始次第举学校卫生调查委员，然各府县则未之闻也。良由任教育者，只知教授而乏卫生思想。若欲振兴之，则必先使教师学务委员皆知注意卫生，于小学中学略讲解剖、生理等学。如此实行，则养成习惯，而卫生普及矣。

校舍虽极轮奂，教授虽极完备，苟学校卫生不能普及，则终不能收美果。以为国家用，而尪弱畸形，犹其细也。各国知其然也，故近今各学校，皆增有解剖、生理、卫生各科。

坐而言者不能起而行，宇宙之通则也。如学校卫生，言之甚易，经营之则甚难。无论在东西各国，必万口唱难以阻之，是非讯诸科学之士，以一身为牺牲者，不能达其目的也。今案学校卫生关系诸科之尤要者为生理、卫生、眼科、儿科、精神病、心理、地质、气象、造家学，列表如下：

---

① 文部省：日本政府行政机构之一，负责统筹日本国内教育、科学技术、学术、文化及体育等事务。

生理、卫生、眼科、儿科、精神病、心理、地质、气象、造家

小儿教养法、学校卫生学

选择校地、建筑校舍、构造教室、采光、换气、暖室法、机椅、
生徒疾病、医师监督、体操、游戏、授业、休业

教育

体育、德育、智育

故学校卫生者，国民之强弱系之。学校卫生之普及与否，
国家之强弱、国力之消长应之，岂非教育之基础哉！今夫筑室
之必先固其基础，人知之矣。学校卫生为教育之基础，则未之
知也。盖知之未有不勇敢行之者也。

儿童未达学龄以前，生活自由，自朝至暮，终日嬉游，饥
食夜寝，毫无束缚。及达学龄，则登校受业，有一定时间，业
终归家，父兄犹劝其自习。于是学龄以前之状态，俄然一变。
若无道以补助之，则近视眼、脊椎弯曲等病，相随属矣。故小
学校卫生不适宜，直不啻制造畸形病体所，国家亦何贵乎有此
地狱哉！及年龄稍长，骨格渐坚，乃入中学校、师范学校，其
害虽不如小学校之甚。然学科渐高，竞争之心渐盛，埋头伏案，
不问其精神之疲劳，与身体之衰弱，于此而欲不罹疾病得乎？
加之生殖器渐渐发育，脑髓、身体为之一大变，内则名心震荡
于胸中，外则学科复杂，束缚愈甚，竞争之心益勃发。而不自
知其疾病之萌芽，是虽有学校卫生，亦何从而匡救之乎？至升
于大学，则身体发达，已臻极度。智足识备，意气愈豪。其所
修之学科，为将来立身扬名之地。故委身事之，不觉其苦。及
学校束缚渐缓，始知吾身之可贵，为之慑养调护，而不知其病
已中于小中两学校也。

　　大厦层楼，轮焉奂焉。白璧煌煌，日光反射。玻璃清洌，洞见内外。虽非学校之恶具，亦非卫生上有效之物也。若以为无之则不成学校，无之则于卫生有害，是皆心醉于欧美之风习者耳。不知玻璃虽明，而日光直射，最易眩目。性尤脆弱，儿童跳躁豪放，甚为危险。惟纸窗则空气易于出入，又能免日光直射。然遇风雨则纸易破绽，欲妨之须闭以雨户。而闭雨户则室内又暗黑，不能执业。且冬时严寒迫人，冷风袭肌。施暖室法，则多费燃烧材料。欲避此等弊害，宜有适当之处置。其论说详见各类，兹不赘。

　　职教育者，有卫生思想，则学校卫生自必注意。然使知之而不实行之，亦何贵乎有卫生思想也！欲实行之，则每月必察其生徒之健否，测其视力、听力，与前月比较，察其增减如何。聘通晓卫生者，以为顾问。今文部省以卫生学列于会议，关于卫生事项，一一采用其意见。如省府县亦知卫生要旨，独至学校特置卫生委员，以专门家组织之者，则但见于帝国大学而已。世人每叹民种薄弱，无坚忍不拔之气，而不知其原因，在于制造未来国民之小学校，怠于卫生也。

　　学校卫生，区域极广，兹所论者，仅摘其要旨。俾教育家，及志学之士，知学校卫生之纲领而已。虽然苟读此书，而能实行学校卫生普及之法，以组织国民，将见青年强壮，民种魁伟，国富兵强，学术进步，为天下雄不难。故觇国之盛衰，必先察其学校卫生之普及与否。

第二篇　校地

建筑学校，选择土地有二要则：一察其土地适于卫生与否，一求其适于教育之规则。此二者不易得，则亦须求其次者。以予视之，校地联合村町，虽为选择中央地，实甚不合格也。

选择校地，必先观其四邻之状况如何。盖儿童之志将发达，每随其天真而模拟诸种事物。学校近寺院，则儿童必演埋葬之事（日本以寺院为墓地故云），近兵营则其游戏多战争，近商贾则其游嬉多猥亵，害德性，坏良知。此孟母所以三迁也。故建筑学校之土地，以闲静不喧，远家屋，近森林为善。然过远则少小儿童登校归家，极不便。且雨雪时，路途泥泞，尤苦跋涉。不得已则建于市内民间，察其四邻之状况。高筑石垣，以为区划，亦无不可。然使登校归家有一定距离，则亦利于卫生。何则？徒步远行，足养英气。严寒风雪，纵或感冒，久之即成习惯。皮肤抵力愈进，虽犯雨雪，亦不为害，故毕竟以远于民间为佳。

以卫生学论建筑学校土地，如下。

第一章　卫生关系

以卫生学建筑校地，则以郊外之树林中为善。盖森林之中，空气清洁，且四隅无污秽之气。惟树木近接校舍，则障碍日光，须设法防之。土地宜高燥，不宜卑湿，以丘陵、山腹等处为佳。若四围有高陵、丘崖围绕，则雨水灌流，地土常湿，空气不易流通。必不得已则地下须装置孔笠，倾斜相埋，务使水液速流，且其近傍不可有沼泥池水之类。盖泥沼多污泽，其害最甚。且间招歇热①流行，故有小沼泽当于泥埋没之，使其水他流。若过大不能埋，则周围宜多殖树木。又如近制造所，则当其制物时甚害空气，且烟煤从风吹至，恶臭袭鼻，蒸汽机喧腾盈耳，须严避之。

病院、墓地、避病院及公众人家等处，须隔离之。若其近傍独有病院，亦大害卫生。选择校地，不可不知常风。如东京以南风为常风，若当其风源，以建学校，则有害卫生。

又不可当常风以建大厦高楼，否则有害新鲜空气之流入。

当风而植树木，冬令则可以御风，夏时则可以蔽日。其他保存家屋，儿童卫生，大有利益，尤以殖松柏及落叶树为佳。

第二章　地质

土地性质不一，或由砂土而成，或由岩石而成，或由粘土而成，或由尘埃及有机物而成。气孔或粗松，或密致，或则卑湿，或则干燥。因其性质差异，遂于卫生有重大关系。建学校时，当先察其土地，适于卫生规则与否，又须取各处地土混合，以卫生化学分析之，详究其形状。

又土地于传染病有密接关系，故检查土地必详究其气孔容量，及毛细笈吸引力之强弱，不可忽也。若气孔为水拴塞，则其空气必全被驱除。又使空气与湿气相和，若加以温度，则腐败极易，可为传染病之媒介。故土地气孔粗密，于卫生关系极大，建设学校者，当加之意也。

以卫生化学分析土地，若含有有机物与硝盐类，则其土地必不洁，而为传染病之巢窟，不可不避之。且有一种病，发生极快，抵抗力薄弱之小儿，极易感受。常见一小学校生徒中三

---

① 间招歇热：疑倒，乙正为"招间歇热"。间歇热，一种发热的类型，高热与无热交替，见于疟疾等病。

分之一，同时皆罹是病，不可不注意也。

建筑学校适宜之土地，以砂石岩块者、雨水速流者、气孔细小者，为佳。若气孔粗大，则不洁物极易停滞，且腐败极速，必不得已，则当掘去其土地上层，从他处搬运卫生土地以补之，始不为害。

在山间、僻地、田舍、村落，建设学校，求其于教育及卫生两适之地，不难。在都会及人家稠密处则甚难，故不可不先施豫防法。试观都会学校，生徒之疾病死亡，恒多于田舍学校，可见土地之关系于卫生矣。

文部所辖之各学校，在建设之先，即委卫生专门家分析审查，故于卫生上甚善。而各县所立之公私学校，当建筑时，惟当事者从表面观察之，但求其外观美丽而已。不知土地之卫生与否，不在乎外观之美丽，盖卫生家所谓清洁者，与常人所谓清洁者，时相矛盾。当事者以外观而定选择，故落成后，虽轮奂惊人，而生徒每易致疾，因而又转移他所，地方小学校往往皆然，损失经济，果何为哉！

欧洲诸国，建设学校之规则极严，如建一小学必待中央政府之许可，以豫防不卫生之校舍，我国文部省何不仿而行之乎？

第三章　饮料水

学校寄宿舍中，饮料水不必多，如小学校授业时间甚短，无知儿童体操后，常鲸饮无度，故其水不适于卫生，则儿童每受其害，是亦不可不讲者也。

水为动活物不可少者。人之居也，必先检其水之良否。试观古代历史，土人群集，形成部落，多在泉水清洌之处，故建学检土地后，又必查其水之良否。横滨、长崎，水道既已落成，可无顾虑，但须考究其土地导水之难易如何耳。

凡每人每日之饮料水约七合①半，若学校有五百生徒，则每日有三石七斗五升②足矣。水料既少，似亦可从他处择其良者运来。然当建学校时，必宜先查之。何处可掘井，何处有不洁物，何处多污染，皆须一一判明，否则有害卫生，不浅也。今检其可供饮料之一成表于下：

一、饮料水有一定温度，无臭无色，有一积爽利之味。

二、温度必应风土气候，其升降有一定度数，最低者以摄氏五度为限，过此则有害；最高以十五度为限，过此则失其爽利之性。

三、水中含有有机物、微生物及寄生虫之卵者，不可用，以其有腐败物混合其中也。

以上所论，为学校无寄宿者而设。若中小学校用水不多，供生徒用者，可煮沸之。盖水一煮，则其中所含微生物，可扑灭，无感染之虞。夏时传染病流行时，必当煮沸而后饮。

第四章　空气

空气为人生至重至要之物，故建筑学校，必先试验其地中空气之良否。

试验空气法，有二：一检查土地中所含之空气，一试验雾围气③。此两者之良否，与儿童之健康相接。故建筑校舍者，选定土地后，必须试验者也。

土地气孔内所含之空气，所谓地气是也。地水上升，则气孔内所含之空气，悉数放出，与雾围气混，从呼吸而达于肺内。

---

① 合：中国市制容量单位，1 合为 1 升的 1/10。

② 石、斗、升：中国市制容量单位，10 合为 1 升，10 升为 1 斗，10 斗为 1 石。

③ 雾围气：大气。

其良否恒视其地方之清秽。雾围气与人有直接关系者，为一种热病，其传播之媒介，即地气也。检之之法，用口一寸长之铁笈，穿入地中，吸引地气，而计算其中之有机物、炭养及微生物，与有毒之炭气。且地气中所含之炭养，四季皆有差异，非一度试验所可断其良否。兹举珉享大学试验之成绩于下。

握①地下一迈当②半之深部：

最多之月	最少之月	一年平均
八月	二月	五.　五同上
一〇三千分中	二.　四同上	

掘地四迈当之深部：

最多之月	最少之月	一年平均
七月	一月	七.　一同上
二六.　一千分中	五三同上	

试验雾围气，必先试验其所含之炭养，且当检查其微生物。

空气中所含之炭养，如前法试验，然至少亦当以半月计。每日一回，或二回，而后判其平均。若千分之零五分空气中，含有五立方之炭酸，则其土地不宜建设学校。盖一堂之中集多数儿童，如土地空气含有多炭养气，则教室中空气亦必速变为炭养气，有害身体，莫此为甚。

---

① 握：疑误，恐为"掘"。
② 迈当：公制长度单位"米"的旧译。

第三篇　建筑校舍及构造教室

第一章　建筑材料

建筑校舍，必检查材料。盖木材、炼瓦、岩石、粘土、玻璃之适于卫生与否，于温度、换气、采光等大有关系，不可不察也。

凡良好建筑材料，其实质有多少气孔，室内外空气，可以互相流通。若经雨露渗湿，其收燥亦速。故空气出入，土壁比炼瓦易，炼瓦又比石片易。然土壁亦因材料而异，由粘土成者，则其性质密、气孔少，空气流通甚迟。由砂砾成者反之，由碇石灰一分、砂九分而成者益善。

建筑校舍，种类不一。然在小学校则以日本房屋为最卫生。盖日本屋之构造，光线射入与空气流通，极合宜。惟冬时寒风侵袭，稍有妨害，然习惯之，则皮肤抵抗力强壮，且能养成美风，故亦不足虑。但在大中学校，实验理化学时，则大为不便，然亦可以和详折衷造之。若小学校教室，皆仿西洋风为之，则费用孔巨，决非良策。且用炼瓦则光线与换气皆不善，地震时，尤可虑，职教育者不可不慎也。

建筑校舍材料不一。要之其坚密者，则外观亦美。构造西洋屋所用之木材，不如日本之多，且壁土皆以漆涂之，惟务外观而已。非若构造日本屋，材木有天然之色泽也。

构造日本家屋样之学校，席地而坐，与坐椅子孰善，是亦教育上一大问题也。以卫生而论，则似以坐椅子而向机为善。何则？盖坐椅子者，身体端整，若机之构造与椅子相当，则无脊骨弯曲之虞，胸部亦能十分扩张。席地而坐，则臀部压于脚骨，足之关节压于内方，成钝角位置，胫骨压于腿下，膝之关节全屈曲。日本人之下肢不能十分发育者，职是之故也。（日本人上体部与欧人等长，其劣处正在下体部，是其证也。）若教授成年以后之女子，则以席地而坐为佳。

要之在小学校，其土地之状况如何，经济如何，构造之方法如何，皆当注意。每有建筑校舍，规模不合，有害卫生。其原因一在于拘泥外观，一在于无卫生思想。

建筑西洋屋之材料，则砂石不如炼瓦，花岗石本卫生中好材料，惜价值过昂。若砂石则其质粗糙，易吸引湿气。若必欲用之，但可置于下层，以为屋基，否则于卫生殊有害也。

第二章　校舍方向

校舍以方向，各国皆异。德国房屋皆向东，日本则以南方为最当，次西南，次东南。校舍向东，则朝暾反射，使生徒头痛发眩，若向西则亦不免夕阳映射。此二处，夏日热度加增，不便授业。

第三章　校舍形状

校舍形状，虽由校地广狭、方向而异，然不可不斟酌也。教舍以长方形为最善。若设多数教室，则必有一定之距离。

若学校为凹字形，则其两翼可向南方，而主屋不可以为平常授业之屋，可为讲堂及器械室，或为教员憩所。

若学校为口字形，则任将其两方取适当方向可也。然建此等校室之初，若不悉心研究，则不但浪掷巨金，且直为疾病之制作场。

第四章　校室幅员

校室幅员，由生徒之多寡而异，然如小学校，则不得不以编制学级法定之。

关于编制学级规则，明治二十四年十一月十七日文部省令第十二号第二条"市、村、町所立之寻常小学校"，其编制学级法如下：

一、全校儿童之数，不满七十人者，其学级可编为一。

二、全校儿童之数，满七十人以上百四十人以下者，其学级可编为二。但七十人以上，百人以下者，则其学级可仍编为一。

三、全校儿童之数，满百四十人以上者，则其学级，可平均编之，或五十人，或七十人不等。

教师演讲、呼吸、听视之间，当求适度，故教室最长，不得过十二迈当。

德国千八百六十七年一月十六日所发之布告云，各村小学校能容儿童七十人至九十人者，则定其教室之广于下：

宽七迈当，深十迈当，室高三.五迈当，能容儿童四十至六十人者。

宽七迈当，深九迈当，室高三.五迈当，欧洲教室除以上所揭外，各国规则亦无一定。要皆计其室内所容之人，而后测算其空气与光线，其最少之限，悉由呼吸与听视而定，定教室幅员者，可鉴之。

予谓若不得三.五迈当高之教室，则其宽不能为七迈当。何则？以其光必不足也，否则必于其侧多设窗户。（窗之构造见采光法）

第五章　二层楼及三层楼

校舍设楼及三层楼，是与经济相关之事，不可以卫生法论之。然使设于小学校，则儿童升降时，甚危险，如遇火灾、地震等，避之亦大难。然则校舍，必不可设二层、三层之楼乎？曰是不然。二层、三层但供年长生徒与教室之用，又何尝不可。

近时构造校舍，如病院然。分建数栋以回廊连结之。一栋有教室二，德国多采用之。自巴里人脱儿列脱氏改正后，益能坚久。其法构壁二重，壁间含有空气，中有一隙，可以从此催进换气。其构造之费亦不甚巨，且适于卫生。又有一种尖弓状之学校，其建筑法，极简便，需费亦廉，以尖弓上方为屋根，无须再设，外以炼瓦包之。若用其法建病院、兵营，其效当更大，但外观，不甚美丽耳。

建学校，较建家屋尤当特别注意。教室墙坚，最须坚牢严密，不可与邻教室声音相接，否则大有妨害。日本家屋样之校舍，每有此弊。

第六章　出入口及憩所

生徒出入口，其宽必六尺以上，高亦如之。其阶以木为之，决不可用石。拭靴之物，以格子竹簧为适当，如不吝费用，则橡皮亦可。小学校不可用金石等器具，其口阈必与地平线连，不用门限可也。又当专设一处，置屐与伞等，以木牌记姓名区别之，免出入时混杂也。

生徒携带品，皆置于憩所，势必然也，最好则以廊下充之。盖憩所之光线、换气、清洁等，亦必与教室同。

第七章　床

床之高必用三尺以上，其木料必须密削之，切勿使之生间隙，又须置极干燥处。于寒气剧烈之地，当为二重之床。其空隙处可置木粉、枯草、谷壳等干燥物，冬期可防风吹入床下。

床下以土台为基，可多置塞风穴。每日拔其穴使流通床下空气。又床下空气，勿使流入室内，否则有害。床宜极清洁，勿使积蓄尘埃。

第八章　天窗

天窗非教室要物，然于暗处则必设之。其高度，考之德国所设，常离床四迈当。

通常构造天窗，如日本屋，或以木板造之，或以纸贴之，或以土涂之。木版造者换气最好，而光线力不足。以土涂者则反之，换气不良，而光线之力最强。

第九章　壁

壁之涂色，于卫生极有关系。盖壁色如何，关于室之明暗。室之明暗，关于儿童之视力。故其色泽与光线合，则室内明朗。然使反射力过剧，则眼目疲劳，易致眩晕。白色最甚，其他青、红、紫等色刺激眼者，亦皆有害。当以灰色为最善，次则薄绿色、薄蓝色、淡黄色、淡青色，亦可。日本学校之壁，大半皆白色，否则半白色，颇害目力。若更改之，则费用极大，然亦可以薄墨刷之，使之略为暗黑也。

无论土壁、木折壁，但择其能堪液体者。从内床端至外土台及室内壁腰，一一涂之，而后无害。极寒之地，则其壁必须坚厚。若日本壁则甚不适宜，稍沾以水，则软溶破伤。又校舍必须清洁，每礼拜，壁、天窗、床等必以水洗之。

第十章　廊下

廊为学校中之一要部，然人皆忽之，以为此不过学校中一佩饰物耳。故其地位皆甚狭小，不知廊之用甚多。雨雪时可以为游戏场，为休憩所，有一举两得之便。廊必北向，若向南方，则为至愚，盖南方为采光必要之方也。

温暖之地，廊下可附设腰板障子①，寒冷之地，可间为内廊，冬期置暖炉，以为游戏场之用。

如外廊若畏雨雪，可设腰板以防之。

第十一章　阶

阶可作一直线，中间设跳舞场。若作螺丝阶，则甚危险，小学校决不可为。

阶必设手栏，其高以二尺至二尺五寸为度，且须极坚固。

第十二章　厕

厕亦为学校中之一部，建筑之卫生与否，影响颇大，以离校愈远则愈妙。若在小学校，过远固不便，然至少亦必隔校舍十数丈，且又须查其常风、日向，不可设当风之处。

西洋所建之水厕最良。日本虽不能仿造，然其构厕之法，亦必须讲究。便池可以极致密之石叠之，或施釉药②，或埋土瓶，或布管渠，远隔之，使流于粪池。若其地便于得水，则设水槽为佳，否则每日必以水清洗之，撒以生石灰或撒布木炭、灰砂、泥等亦可。若在田舍、村落，则如此构造极易。

要之新建筑之学校，则其厕必以石叠成之，涂以油砂③，

———————————

① 障子：一种在日式房屋之中作为隔间使用的可拉式糊纸木制窗门。
② 釉药：高温烧熔石英、长石及金属氧化物等混合原料时，覆在坯体表面的熔融液态无机氧化物与碳酸盐，在冷却时形成的一种光亮的玻璃质产物。
③ 油砂：沥青、沙、富矿黏土和水的混合物。

埋以管渠，使流于远处粪池。

若学校教授男女两种者，则厕必分离之。教员与生徒之厕亦须异处，又便所必依生徒之数而定，如十二人至十五人，共便所一。若在中学校，则二十人共厕一个，亦足矣。今予特定数如下：

男生徒百人：大便所三，小便所四。

女生徒百人：便所五。

若户牖有锁钥，则便门必须严闭，又便房中必设天窗，使臭气透出。

便所出入口，其门限不可过高，使儿童易于出入。便口可为一长方形之桶箱，可避坠落危险，一可免前后遗不洁物。

男生小便所，其便沟宜深，又须使其流去，且须以竹或细木设为手栏，以免儿童坠落。

便所周围可植松杉等树木。

建筑便所之当注意者如此。然欲构造完备，则莫如水厕，绝无臭气也。

学校建筑之大要，既论述如上。然学校卫生与儿童直接之影响，则采光、换气及暖室三法，必须注意，以次论之如下。

第四篇　采光法

第一章　光线之力

光为动植物生育必要之物，不但视力已也。故教室明暗，与儿童发育有极大影响。光线少者，观书时，面必近机，久之则习惯，遂成近视眼。且脊椎弯曲、脏腑压于胸腔，肺之发育因而不全。又从而压迫心脏，障害血液之循环，疾病每由此起。

日光为最能营养人体教育之物，不可一日缺者也。若住室光线不足，则面色苍白，成贫血病，与植物生于阴处同。故儿童身体之将发育也，其用日光较大人更多。欧洲古谚有曰：日光来家，医师来家也。盖以日光能扑灭各种病毒，如结核、脾脱疽、破伤风等。外界抗力虽强，若每日曝于日光之下，则枯死，或减少其毒。即如破伤风毒，曝于日光中三时，则其毒全消。结核曝于日光中二十时，其毒亦全消。是皆试验微生物毒有确据者也。故教室中，日光不足，则疾病繁育，且有传染之虞。

第二章　窗之构造及面积

学校之光，比家屋之光，必须更多。如教室中，床与窗之面积，至少须居四分之一。例如面积二丈之教室，与三丈之教室，则其左侧必设四尺五寸之窗，然予犹嫌太小。虽我国人民，能苟简迁就，若空气与光线不足，则殊不自由也。

然窗过于大，则于保存校舍大有关系，不可不虑也。西洋屋之校舍，虽能从两面采光线，而通常校舍，则从一面采之。

惟从一面采光，则雨雪时，光线常不足。

光线从两侧射入之校舍，窗与生徒之关系，不必论。从一侧射入者，则必须考究。盖光线必采于左方，右方、后方、前方皆有害。构教室者，当确守此规则，不可误者也。

光线从前方射来，辉煌射眼，极害视力，则必设窗襦。西洋窗襦最佳，若不能设，则以淡白之漆涂之，亦便法也。

光线从上方射入者，虽善，然于换气颇不足。

校室对窗之面积，虽记载如上，然适合此法之校舍，则甚稀。如东北地方，某县某学校之窗，仅居室中十分之一，生徒九十人，一年间患眼病者，合计百十五人，其他类之。

生徒与窗之距离，如过远则受光线常不足，故远窗坐之生徒，常患近视眼。可见教室射入光线，必须鲜明。而构造窗之形状，亦不可不注意也。窗之形状，以四角形与西洋窗为最善，圆窗最有害。窗之距离当以一．三迈当为规则。若窗与壁之距离，则必量教室之幅而后定。窗之栏杆必上与天窗接，下与机面平，亦不可太低。

第三章　光线分量

根氏之说曰，教室中每生徒一人，至少亦须受六寸六分之窗面。故窗之大小虽必由教室面积而定，然亦不可不预算生徒之数也。至校舍光线，则必须直射。盖反射光线，其光散乱，有害目力。

教室与窗之面积，至少居六分之一。若近傍有大厦高楼，或有树木，则遮害光线，其比例至少须四分之一。依此规则，而尚嫌光线不足者，则窗之面积比教室面积，必不能成一与四之比例也。今摘反胯嗟尔氏试验瑞士各学校教室面积与窗之面积顺序比例于下：

一苗狠师范学校	三．〇	二丕温之列儿学校	六．五
三普吾脱女学校	六．六	四巴嗟耳女学校	七．三
五巴嗟耳女学校	八．〇	六巴嗟耳小学校	八．一
七巴嗟耳工业学校	九．〇	八削脱否学校	九．二．四
九巴嗟耳高等女学校	九．三	十丕温高等中学校	九．五
十一丕温市立女学校	九．六	十二普吾脱寻常中学校	九．九
十三耳兹公立男学校	一〇．二	十四罗克儿公立男学校	一．〇．三
十五巴嗟耳男儿中学校	一〇．五	十六耳兹之列儿学校	一．〇．八
十七丕温之观顿学校	一一．九	十八普吾脱寻常小学校	一一．九
十九耳兹高等中学校	一二．二	二十全府公立女学校	一．二．三
二十一索罗温高等中学校	一二．三	二十二山脱高等中学校	一三．一

　　由此观之，则瑞士国窗与教室面积比例，极其不足。若以澳国之比例为规则，则除苗狠师范学校外，无适合此规则者。今又揭反胯嗟尔氏之调查于下：

学校之名	教场之数	窗与教室面积关系		
		平均	最少	最多
巴嗟耳（五）女学校	三	八．〇	七．四	八．五
工业学校	八	九．〇	六．二	二一．二
男子中学校	三十八	一〇．五	五．三	一四．六
男儿小学校	二十四	八．一	三．九	一三．四
女儿小学校	三十七	七．三	四．五	一〇．一
高等女学校	十八	九．三	三．三	一四．九
观顿学校	十五	一一．九	八．二	一六．七

（续表）

学校之名	教场之数	窗与教室面积关系		
		平均	最少	最多
市立列儿学校	十	七．四	五．四	
高等中学校	十三	九．五		
市立女学校	十一	九．六		
寻常中学校	五	九．九	七．七	一二．五
女学校	五	六．六		
小学校	四	一一．九		
师范学校（苗狼）	三	三．〇		
高等寻常小学校		一三．一		
削脱否学校		九二．四		
高等寻常小学校		一〇．三		
索罗温高等中学校		一二．三		
高等中学校	九	一三．九	一一．六	一五．二
列儿学校	十	一〇．八	五．四	一九．八
公立男儿学校	一八	一〇．二	五．九	一四．〇
公立女儿学校	一九	一二．三	五．〇	二二．四

予查我日本国学校，所差更远，可胜浩叹。

凡学校进于上级，则所执之业愈繁，书籍亦细微，需光亦必愈多。既建之学校，固无庸咎也。新筑学校，则不可不咨于卫生家，而善为之。其最善之法，莫如凡有建新学校者，皆须府县派吏监督之。如是实行则吾邦人种，强于地球，可计日而待者也。又人工照辉法（即烛光），与生徒亦大有关系，兹记其大略于下。

第四章　人工照辉法

凡人工照辉法，其光皆败乱。欲使之集于一点，平行射来，则比日光更害目力，故以烛光执业，眼易疲劳，洋灯亦然。火焰颤动，刺眼甚剧，且能生炭养，污损室内空气。试以六烛燃之于百立方迈当之室，经八时间则所生之气殊害空气，如：

石炭油①	千分中〇〇五六之炭养
	〇〇〇一七之炭气水
街头炭烟	千分中〇〇四七之炭养
	〇〇〇六九之炭气水
蜡烛	千分中〇一二五之炭养
	〇〇一八之炭气水
种油	千分中〇一〇九之炭养
	〇〇〇七二之炭气水

加之人工照辉法，除电灯外，若含有黄色、红色者，虽不能判别其有无他害，而火灾则极宜留意。故适于学校用者，甚难。如用洋灯则须先求安全之法，用煤气灯，虽较洋灯为胜，然其火焰动摇，不可不防。电焰甚好，而价甚贵。近时发现之瓦斯灯，用于商店，学校亦何妨引用之。

以烛先照教室，欲其光满足，则从河满之法，以司吕耳氏之表板盖之，距离九迈当远，能明视得 D = 9° 则可。

---

① 石炭油：煤油。

D = 9　　　　D = 6

第五篇　换气法

第一章　空气之用

动物吸养气呼炭养，大人一回所吸之气，约二合五勺[①]，一分时共吸二十四，则每一日所吸之气，总计十三石七斗二升，其重量约二十八九斤。然此等重量尚在静稳时。若身体运动，则其量增加，甚且倍之。今记其儿童一时间所呼出之炭养，及其年龄之不同如下：

年龄	时间	炭养之量	
十六岁之男子	一时间	一七.四	即八升七合
十七岁之女子	同	一二.七	即六升四合五勺
十岁之童男	同	一〇.三	即五升一合五勺
十岁之童女	同	九.七	即四升八合五勺
九岁之童女唱歌时	同	一六.七	即八升三合五勺
十三岁之童男唱歌时	同	七七.〇	即三石八升五合〇

排除炭酸非独肺也，皮肤之表面亦能之。教室集生徒时，时间既久，若无新空气流入，则炭养变多，其性质遂为之不洁。故多人群集于一室，则空气有损，致害人之健康。且人类与动物，其皮肤及肺中所放之气，有毒甚猛烈。今试以抽空管接之，待其凝结为露时，注射于动物之皮下，则片刻即毙，是其证也。故室内炭养增加，则毒物亦随之而加，及达千分以上，遂有害

---

① 勺：中国市制容量单位，1勺为1升的1/100。

于人。

空气不流通之教室，当生徒群集时，其毒物直充满空气内，非但有害呼吸已也。当呼气变为水时，郁积室内，增进温度，皮肤必甚不舒。大人二十四时间，从体中排出之水，约十二两至十五两。

第二章　炭养定量

定教室中炭养之含量，而知其增减，必要法也。其定量之法，用丕定斝氏法太复杂，不如用温前氏法或否儿丕氏器械为善。否儿丕氏器械，系近时创造者，名炭酸定量计，可悬于室内。其器有一种红色液，若室内炭养多，则液体向下，炭养少则液体向上，故观液体之上下，可知室内所含炭养之多少。其法甚便，为学校所必备。

室内炭养增加时，有害健康与否，虽无一定标准，然前所言达千分以上有害健康者，尚指通常民家而论，若学校则含量虽少亦必有害。来亲结儿女士曾云，病院、兵营、学校及众人群集之所，其室内空气必不可异于室外空气，否则有害。又普来亲氏曾试验一学校，其窗开放时，室中空气虽不能过千分中之一分以上，若闭窗时，遂能达千分中之十。又英德玛试验之学校，窗开放时，所含之炭养，百分之〇·〇九七，乃至〇·三二八，闭窗时则达〇·九八乃至一·三二，且炭养含量午后比午前为多。虽校舍轩敞，亦常达千分之五乃至五·五。不但此也，清晨生徒未升校时，空气中尚遗有前日炭养，达千分之二·五者。然此惟不流通空气之校舍为然。削哇儿氏常在不温府，试验校舍。至疑教室外尚含有炭养，加儿脱氏检田舍小学校十四所，教室中所含之炭气千分中约有一·四乃至二·五。此等教室，炭养含量增加时，有害健康，固无论已，且能直袭脑部，成充血病。

　　日本空气中所含之炭气，明治十六年，东京卫生会所试验者，如下表。

　　炭养试验表：

月日阴晴　　刻	园上高五寸之处	园上高五寸之处	
	午前六时	正午十二时	午前六时
一	明治十六年十月三日晴　前两日雨	〇二九六〇	〇五二三三	〇四〇一八
二	同九日晴　前日暴风雨	〇四九一六	〇四一五八	〇七〇五七
三	十日半晴	〇三八三二	一〇一四九	〇四六八六
四	十五日晴　十三日大风　十四日半晴	〇二九九三	〇三三九一	〇三八一九
五	十八日晴　前两日半晴	〇七三四九	〇五二五一	〇八〇二九
六	十九日晴	〇四七五五	〇五四四〇	〇五二七四
七	二十日晴	〇五六三七	〇四五五五	〇四三八八
	各时平均量	〇四六三二	〇五四五四	〇五三二四
	平均量	〇五一三七		

	屋上	屋上	屋上
	午前六时	正午十二时	午前六时
一	〇七八二九	〇九七〇七	〇三四五三
二	〇四三九九	〇四三三九	〇三五四〇
三	〇三七九二	〇三七九二	〇五〇一九

（续表）

	屋上	屋上	屋上
	午前六时	正午十二时	午前六时
四	〇五三一〇	〇五三一〇	〇三七五四
五	〇五二五六	〇五二五六	〇五二三四
六	〇四二〇八	〇四二〇八	〇四二八四
七	〇五二三四	〇五二三四	〇四二八一
各时平均量	〇五四〇七	〇五四〇七	〇四二二四
平均量	〇四九六九		

（甲）某学校炭养验表：

	教室	时	生徒员数	授业
一	初等三级	明治十六年十二月六日正午十二时	生徒五十九人	算术
二	同	同日午后二时	同	读书
三	同	七日前十一时课业终	同	习字
四	初等四级	六日正午十二时	生徒五十八人	习字
五	同	同日后二时	同	读书
六	同	七日十一时课业终	同	习字
七	中等六级	同日前十一时	生徒三十六人	算术
八	同	同日后二时	生徒三十六人	习字
九	初等一级	同日同时	四十五人	习字

空气千分中所容之炭养		平均数	记事	
一	三.六一五 三.三五九	三.四八七	室外七、内十度	晴风
二	三.三五四 三.七八八	三.五七一	室外十、内十四度	同
三	一.七八三	一.七八三	室外五、内八度	同
四	三.二一一 二.九一三	三.〇六二	室外七、内十二度	同
五	三.三三八 二.八七五	三.一〇六	室外十、内十四度	同
六	一.三九七	一.三九七	室外五、内八度	同
七	一.九八七 二.〇七二	二.〇二九	室外五、内八度	同
八	一.六〇五 一.七九一	一.六九八	室外九、内十二度	同
	二.二六三 二.六三〇	二.四四六	室外九、内十四度	同

　　初等三级教室，宽六.二三迈当，深七.一三迈当，天窗高二.九五迈当，又有入口一所。教室周围之板壁二尺五寸，有五尺玻璃窗六扇。其他教室同，惟窗少异。共教室十三所，生徒六百十一人。教室无暖炉，但火钵一具，朝燃木炭，至极寒时则增大炭一回。

　　又试一时间通风换气之度，如下表。

教室通风之度：

初等三级	十二月八日正午十二时	生徒五十九人习字	二六〇〇	室外十、内十三度	晴风
同	同	同	一一二四	室外十一·五、内十一·五度	同

（乙）某学校炭养试验表：

	教室	时	生徒员数	授业
一	中初等三一级第七教室	明治十六年十二月七日午十一时	生徒四十六人	算术
二	同	午后二时三十分	生徒四十六人开窗上部二尺	算术
三	同	十八日前十时七分至十一时课业终	生徒四十六人	算术读书
四	中初等六二级第八教室	十七日前十一时	生徒五十人	同
五	同	午后二时三十分	生徒五十人	同
六	同	十八日前十时十分十时业终	生徒五十人	算术

空气千分中所容之炭养	平均数	记事	
一	四五四三四〇七八	四三一〇	室外七、内十五度	晴风

（续表）

空气千分中所容之炭养		平均数	记事	
二	二五三五 二三二四	二四二九	室外十一、内十七度	同
三	一六三二	一六三二	室外九、内十二度	晴大风
四	三八六七 四〇八三	三九七五	室外七、内十五度	晴风
五	三七六〇 三六七五	三七一七	室外十一、内十七度	同
六	一二四八	一二四八	室外九、内十二度	同

　　第七教室，深五·三九迈当，宽六·三六迈当，天窗高二·九七迈当，周围土壁三尺，有五·三九迈当之玻璃窗一，入口一。

　　第八教室，深五·四七迈当，宽七·三迈当，天窗高二·三迈当，周围土壁三尺，玻璃窗四，入口一，无暖炉，但置一火钵而已。

教室通风之度	时	生徒员数	授业
中初等六二级第八教室	十九日午后二时三十分	生徒五十人	算术读书
同	日午后三时三十分	同	同
二二三四〇 二二二八〇	二二二八〇	室外十一、内十五度	晴风

（续表）

教室通风之度	时	生徒员数	授业
一一七六〇 〇八〇六八	〇九九一四	室外十、 内十三度	同

甲为生徒退校后采收其空气，而计其炭养者。乙为采收甲之空气后，再闭教室，经一时间，又采其空气，而计其炭养者。

第三章　清洁空气法

欲清洁教室内之空气，则必依生徒之数而定其广狭，使新鲜空气得流入，以推荡其旧空气，澳大利①政府所定规则，一人之容积三八立方迈当，至四五立方迈当。普鲁士国三九立方迈当，至五二立方迈当。

新空气流入有三原因：一因风力及压力，一由炭气互为作用，一因室内温度之差异。日本家屋，其壁间裂隙甚多，空气流通甚速，此谓天然通气。若用人工催进者，则谓人工通气。

室内空气中，所含之炭养，常逾千分之〇·七，故一时间不可不有多空气注入。今计一人每时呼出空气，约一斗（K），室外空气所含之炭养，常为千分中之〇·二（Q），室内空气所含之炭养，常为千分中之〇·七（P），今列其算式于下：

$$X = \frac{K}{P-Q} \quad X = \frac{002}{00007-00005} = 10000M$$

观此式，则一时间必须流入百立方迈当之空气。

开窗为清洁空气之良法，如上所记。教室中闭窗时，炭养含量千分中增加十分，开窗时则千分中可减少九二分，故教室

———————————

① 澳大利：即奥地利。

之窗必须开放，但冬令严寒，或大风时，则宜闭之。

在温暖之地，虽届严寒，开放窗户以换室内空气，亦无大碍。若东北地方，寒气凛烈，积雪没檐，则行之甚难。假使室内更置不完全之暖室器，发生炭养，幼少儿童，屏居于无光线、无空气之地，授以学业，欲求不害营养，得乎？无已，则用予所发明之二重障子可。

构造二重障子，外部当设硝子①障子，定其距离。内部则以纸或硝子、障子蒙之。其外障子之上栏，与内障子之下栏，皆须使其可启闭。

如图，外为外障子之上栏，内为内障子之下栏。而内外障子距离近亦须三寸，远可尺许。上下可皆开小户，使易于换气，遇雨雪则闭外户，光亦不患不足。室内温度亦与内外障子间之空隙相调，夏时内障子间，可用窗挂以遮日光。此二重障子，非但在寒带地方有效，即暖带地方亦甚相宜。

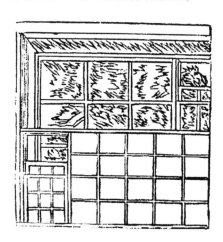

其他天窗四隅，或内外窗下，添风塞穴，使上通天窗，至

---

① 硝子：日本称玻璃为硝子。

檐端下从廊下，通壁之外部，设通风，则换气当无不足。

近时欧洲所建之校舍，壁上附以铁格子，开窗时，可并开之，以促空气流入。又窗之上方，可装置于天窗部。

教室内之空气欲常清洁，则须严行下之规则。

第一条：生徒入教室，当在五分时以前。

第二条：放课后，不得延留教室，以校外空气新鲜，且可休息眼目，保养精神。

第三条：教室授业后，宜开窗使流入新鲜空气。

第四条：教室中生徒繁众，则须开窗，否则必污损空气。若用人工换气法，则更善。

第四章　人工换气法

教室不广，则虽开窗而空气常患不足。又如城市嚣尘之地，新鲜空气极少，则均须装人工换气管，以人工吹送空气。

人工换气管，有诸种：（甲）装置结合暖炉；（乙）装置吸引管；（丙）装置吹送管。甲种器械复杂，虽学校常用之，毕竟室内外温度不同，催进空气，在众人群集之室，则不能十分新鲜。如暖炉一个，一时间换气不过五十立方迈当，至七十立方迈当。若（壁炉）则空气动摇极甚，流入之空气亦多，一时间可得千立方迈当至二千立方迈当，故于学校换气最为适当。

若犹嫌空气不足，可装置中心换气管。

装置换气管，其目的有二：一装置吹送管，空气由翼车回转，输送室内；一装置吸引管，亦由翼车回转，吸出室内空气。

近时林或儿氏，发明一种换气物，其吸出空气也，用亚铅制长形箱，下部燃以瓦斯，或石油灯，使空气上升，一面连教室之壁，由上升气以吸出教室内之空气。又有薄钢片振摇以为之媒介，吸出之量极能适宜。箱之上部有烟囱，穿出屋顶，可以排吸出之空气。其器能如教室之大小，而造之，诚换气之便物也。惜严寒之时，流入空气，甚冷。

以蒸汽力运转而装置吹送管，当运转汽罐，激动蒸汽力时，必发一种杂音，故不甚合用。若装置吸引管时，则可开其口于室内，置天窗下，或床板之上。置天窗下者，夏时可用之，冬时可装置暖炉，不用则闭之。置床板之上者，可用于冬时，使室内空气频频混合。

第六篇　暖室法

第一章　暖室之用

天寒栗烈，冷风袭衣，则教室不可不暖。且书字时，劳手指特甚，若不暖其室，则冻冷则成麻痹，至不能执笔，势必焚火燃炭以取暖。然使燃烧产物不适当，则炭养可尽变为炭气，室内空气污损，而害身体之健康，不可不注意也。日本盛用火钵，其燃烧产物，最易污室内空气，学校教室用之殊有害。

又燃烧材料含有轻、炭二气，与空气中养气化合，则火能生温。故燃物愈多，则生温亦愈多。

第二章　暖室法之种类

装置暖室法有二：一名局部暖室法，一名中心暖室法。局部暖室法者，每教室各具一火源，以暖全室者也。如火钵、壁炉、暖炉等皆是。中心暖室法者，但于校舍之一部，置火源，以铁管为媒介，分温各室，或用空气，或用水，或用蒸汽，各由媒介物之性质而异。用空气者，名空气暖室法；用水者，名热水暖室法；用蒸汽者，名蒸汽暖室法。若其装置简便，又能补助换气，而费用最廉者，莫如空气暖室法。然室内空气干燥，口唇破裂，其弊害亦不胜言。故近时有以温暖空气达室内，又用微雾混湿其空气，其法最良。

蒸汽暖室法，其暖气最为平均，亦能适学校之用。然费用浩繁，小学校等往往苦之，且亦不能无弊。盖用凝水常滴于管内，与蒸汽相激，发一种杂音，用于教室，颇不相宜，不若改用温水暖室法为善。

　　然温水暖室法，其布设动需巨金，中学校以上大校舍，固不难置办。若村落田舍小学校，则惟有用局部暖室法而已。然污损空气，得不偿失，或但用壁炉暖炉亦可，否则不如不用。

第三章　暖炉之种类

　　暖炉以铣铁制者为最良。其内层厚涂四门天，开放炉或居炉，构造皆适当而能暖。暖炉室之空气，以放射其热，坐近者常暖，稍远则暖亦稍减。其暖炉常置室之一隅，而延长其烟筒，通过室内。如巴荆斯克氏之暖炉，及格依拉姆氏之改良暖炉，围以铁被套，置于室内可使其空气交换流通。装置教室中，极合宜。春秋气候温和，本无藉乎暖室，仅使空气交换足矣。此等暖炉，以石炭薪等为燃烧材料。近时有用瓦斯及石油者，然价值较贵，不适学校之用。（四门天即油石灰）

　　亚美利加①孟脱氏所制之被套暖炉，其空气流入，触接于面积者颇大。故其被套屈曲于种种之角度，燃烧材料，亦不甚费，于经济上极利便。工学士希登克弗尔氏所创之暖炉，亦适学校教室之用。其制有重复之被套，流入新鲜空气，先使温暖。然此炉亦有弊害，近时始大改良之。

　　西洋各国所用之暖炉，以麦荆格尔氏用铣铁所制者为最多，与希登克弗尔氏所制，同一系统。其暖室面颇大，有铅直之隔板，上置水一皿，使温暖之空气，常含适当之湿气。燃烧材料，则用喀苛司，由上投入，使暖气徐徐而生，以调节流入暖炉之空气，更置辨膜样装，以调节室外流入之空气，辨膜开放则室外空气无从流入。所流入暖炉者，仅为室内之空气，当上堂授

————————

① 亚美利加：美洲。

业之际，欲速暖教室内空气，可开辨膜，课毕则闭锁之，再流入室外之空气。其他如维尔培耳脱氏之装置，与此同一原理，胜于麦荆氏所制，燃烧材料亦称便宜。（辨膜即石榴皮之火炉门）

希利西府尼司开尔氏创制之暖炉，极适于学校之用，与麦荆氏所制异，以铁板及西毛脱石代铣铁，而叠砌之。烟煤由烟筒流出，若欲使其温暖及远，则可通过之于暖炉被套之间。其上部所置之皿，水常充满，亦使温暖空气，得适度之湿气也。

暖炉之面积贵大，大则暖度适宜，利于卫身，小暖炉其热强剧，不免有害。盖坐暖炉傍之生徒，其放射之热，须有适度之暖气。教室之温度有一定，生徒始有愈快之感。若暖度失强，则混在空气之有机燃烧物，常生一种秽气，故暖炉之暖室面，不得过百度。据哈德氏之实验，七十立方迈当床面，有自四至四半之高，则可容四十生徒之教室，须有二迈当之高，及七十仙迈当①直径之暖炉也。

日本所实行之暖室法，往往为经济所困，故不能适用。盖日本家屋通风之空隙甚多，欲行极适当之暖室法，恒苦不资，不得已以火钵代之，取其制作简单，费用省俭，兹先就居炉火钵应用之要点论之。

居炉即卡弥温，有适当之烟筒，利于学校之用。

火钵构造之法，人所共知，无烦赘述。惟其周围之坚牢，总以防火为目的，且须清洁。

至使用此二者之方法，当先以木炭燃烧烈火，然后移置于各教室之火钵，当火焰炎烈之时，上部设烟筒，以防瓦斯散布于室内。

---

① 仙迈当：公制长度单位"厘米"的旧译。

　　火钵置教室内之二隅或四隅，约凡学生十人，备火钵一具。所置之处，其牖户常密闭之，勿使暖气外泄。然每一时间须有五分或十分时开之，令室内空气时时交焕。

　　生徒用脚炉，于卫生管理上颇形不利，须禁止之。

　　寒带地方以椅子代席，不必踞坐。学校中有多数之生徒，则必使之勤于洗浴。盖温暖、清洁二者，本互相关系也。汤之温度，以摄氏三十五度至四十度为限，入浴之度数，一日一回，或二回，其时间一回至多限十五分钟。

第四章　教室之温度

　　教室之温度，最要匀均，故不可不备时计、炭酸定量计、寒暖计。今日本学校，尚不能全备。冬时暖炉，挂之最远。教室温度常在摄氏十五度，至二十度之间。大凡教室暖度，须较通常民家稍低。盖众人群居，易感温热。若过度，则更易睡眠，使身体疲倦，不得专心于业务，加之室内外空气，非常差异，皮肤锐敏之儿童，尤易有感冒之虞。故严寒时，教室温度以十二度半至十四度为率。开讲以前，更宜在最低度，使便于换气。虽新鲜空气流入教室时，温度易失，燃烧材料必多，然支出金额而能保持儿童之康健，决非无益之耗费也。

第七篇 书桌、椅子、书籍及涂板

学校用具，不胜枚举。其最影响于卫生上者，书桌、椅子及书籍是也。书籍之文字过于细微，不免罹近视眼，桌椅不适宜亦然，而尤易致脊椎弯曲之病，实于学校上，大有关系者。

第一章 书桌、椅子及姿势

予尝观学校病之发生，大半由器具不良所致，故当构造之时，极宜注意。千八百五十四年，美国培罗纳脱氏，首创学校卫生之说。德国兰勃尔弗尔奈耳·古依拉姆及教育家布依纳尔·林司麦尔诸氏，皆起而和之。诸氏以为生徒之近视眼及少女之罹脊椎弯曲症者，日甚一日，其始皆由于桌椅之不适宜。久之则消化不易，肺脏膨胀不全，因是而生结核病。而女子之发头痛、发衄血，并生甲状腺肿，亦原因于是也。

第一，适当之桌椅并正姿势。

欲定适当之桌椅并正姿势，宜先定距离、差等诸要点。

距离者，指椅子之前缘，与书桌内缘之间而言，有加距离、减距离、莫距离之别。减距离者，言椅子之前缘伸进于书桌内缘而相重叠也。加距离者，言书桌与椅子相隔也。莫距离者，言书桌内缘之延长线与椅子之前缘线，相一致而为一直线也。

差等者，指桌面之水平线，与椅子坐面之水平线间而言。

习字、图画、算术时，为正姿势，则使椅子与书桌相重，而为减距离。两臂少张，所屈之前腕，于肘关节之边，为三角形。其下面傍桌之内缘，然万不可使体之重量由臂支之，体之上部当少仰，不可倚胸部于桌。其全胸向桌之处，头部微倾于前，眼正视，纸与眼之间，可有三十至三十五仙迷①（即一尺至一尺二寸）之距离。光线由左方射入，上脚全部安置于椅面，下脚微向前直置之，跖据其全部于脚踏，而脊椎有时自然屈曲，于腰椎之间，而倚靠之，是为正形势云。

读书时，桌与椅之间，或为莫距离，或为加距离，而书籍或翻转桌面，常在四十五度之角度，然眼与纸面之间，须有一定之距离。

第二，不适当桌椅及不正姿势。

近时所用之桌椅，颇不适于卫生，常因此而生种种之害，试列举诸弊如下：

一、桌椅之大小一律，而生徒有大小之差异，故常不适用。

二、书桌过长，一桌坐四人至八人之生徒。

三、书桌过高，生徒之坐虽便，然当学算及习字时，身体离桌之内缘过远，即生脊椎弯曲、左肩举昂及近视眼诸病。

四、差等之比例不适于卫身，如书桌过低，椅子过高，儿童之眼去桌面过远，欲明视纸上之字，不得不屈伏其身体，亦能致脊椎弯曲、左肩举昂、头部充血、肺脏压迫等病。

五、椅子过高，则儿童之脚不能贴地，过低则膝骨节屈曲而成锐角，或不得不伸张于前方。膝骨节屈曲，每易疲劳，伸张前方，其位置又极不良。若两脚悬吊，足跖不能触接于脚踏，则大妨脚部血液之循环，且生疲劳，致姿势亦遂不正。

六、桌面过于狭小，或倾斜过甚，皆不适宜，故除画学用之桌外，桌面似不必倾斜，若欲用之，则少呈斜势可也。

七、椅面过狭，不足容上脚全部，则生徒之身体，常屈伏于前方。

---

① 仙迷：公制长度单位"厘米"的旧译。

八、椅子或桌下须设踏板。

九、椅子无靠背，常使儿童之体不正。古时往往因此，妨害生徒之形体，殊非善法。盖椅子若无靠背，势必暂藉筋肉之力伸直脊椎，以取正姿势，疲劳已甚。而头部即由自己之重力，屈曲前方，则脊椎亦必前弯，遂生种种不治之症。至女子则筋力尤弱，更易疲劳，故罹脊椎弯曲症者尤多。

十、书桌过高过低，同一受害，日本学校中则失之过高。

日本学校构造桌椅，无一定规律，不过从各学校之所好，而不能适合于生徒之身体大小及年龄，其所备之桌椅，全校一律，恒不免年少者嫌过高，年长者嫌过低，此毕竟由学校卫生之不能普及也。若不于今日矫正之，遗祸曷有穷耶。

桌椅构造不良之弊，其原因与事实，已如上节所述矣。以下更论豫防此弊之法。

第三，书桌与椅子之寸法及其构造。

定书桌、椅子寸法之标准，其说各异。今但从实验上最适当之地位，举一标准，其他皆不具论。

凡书桌、椅子如衣服然，各随人身而异。若学校中各随生徒而制作适宜之桌椅，虽为经济上所不许，然使从卫生上之原则，而定一最简易之标准，则可以与学生之年级相别，或年龄相别，而适合于发育之程度。或曰今日之年级，本包含学生之年龄，若仅以年龄相别，势必以长大各异之桌椅，罗列于一堂，是于教室整理上所不许者也。虽然生徒于教室内之席次，可不必依试验之成绩，而以年龄之长幼定，幼者列前，长者列后，则不但于卫生上、视力、听力有益，即于管理上亦颇有益。然则桌椅之大小，顺序而列，固可无损于整理也。

桌椅之寸法，以适合儿童发育之程度为目的。当习字、图画、算术及读书时，正其姿势，眼与纸之间，须有一定之距离，如上文所述是也。

距离及差等相调节，则桌椅之间自有相合之姿势，故桌与椅不可不连结之，使桌面得以随意绅缩，而其构造，须有一定之标准。今举最简易、最切实之方法如下：

椅子之高与下脚之长相同，椅子之幅与上脚之长相同。

下脚及上脚之长，能合法则儿童于平面上得直立。以取尺度，先从平面上至腓骨之尖端，测下脚之长，次从大腿骨踝隆起之端，至大腿骨大回转端，而定上脚之长。

桌之高，必使儿童坐于椅子间，垂直上膊由时关节①至坐面以测距离，而加三至四之仙迷（一寸至一寸四分）于椅子之高。（即差等）

上即桌椅寸法之标准，或谓女子之足，比男子为短；而臀部较大，故其椅面须加半仙迷，而其高须减半仙迷云。

予前年奉文部省普通学务局长之命，立前之标准，既测定东京三小学校之生徒，而斟酌之，以定下之寸法。

年龄	自六岁至八岁	自八岁至十岁	自十岁至十二岁	自十二岁至十四岁
	尺寸分	尺寸分	尺寸分	尺寸分
桌之高	一．五〇	一．六五	一．八五	一．九五
桌之幅	一．二〇	一．二五	一．三〇	一．三五
桌之长	一．六〇	三．六〇	四．〇〇	四．〇〇
椅之高	〇．八四	〇．九二	一．〇〇	一．〇八
椅之幅	〇．八〇	〇．八五	〇．九〇	〇．九五
椅之长	三．六〇	三．六〇	四．〇〇	四．〇〇

---

① 时关节：疑误，恐为"肘关节"。

下①表其材料尚须搜集，然照此以制作桌椅，亦未为过也。

小学校照各年级以制作各种之桌椅，至少须分寻常高等，为八种。然似此筹画，亦经济上所不许，故照学校卫生上之原则，定二年得使用同尺之桌椅，决不至有害于儿童。盖一年间儿童发育之差，平均不过六仙迷也。桌与椅以二人坐为率，逾此，则管理上颇不便。若限一人用者，除图画外，无甚利益。故于幅七迈当之教室，以二人用三尺六寸之桌椅，排为四列。其空隙处，当可容二人，使其足以直立，或往求当起立之时，右侧之生徒以右手，左侧之生徒以左手。机面板之几分可作蝶番，约四十五度之角度，得以翻转，以供读书之用，且起立之际，亦甚便。（蝶番即能开闭之桌面也）

圣得卡拉尔氏之桌，其桌面斜倾之度，变化适宜，颇称便利，使用于女学校，可加以装置，而为裁缝台。

桌幅太狭，必多不便，故应用者，须有相当之幅也。

椅子所当注意者，坐面是也。论其简便则必使扁平，然从卫生上论之，当附凹凸之形。何则？大腿骨后面，向前作弓状，其筋肉亦得舒展。若坐面水平，则大腿骨之后面，亦必密着，由是身体即有倾前之虞。

倚靠者，椅子所不可缺之物也。今之倚靠，果关于何目的，予实不解。其坐面甚狭，不足容大腿之半。其倚靠无后边，不足支脊椎，制此不正之形势，岂得谓之倚靠也哉。

倚靠有三种：一于腰椎部，二于肩部，三腰椎、肩部并用之。据教授马依爱尔氏于解剖学上所论，谓倚靠密接于腰椎部，最为适当。其接于肩部者，断不可用。盖腰椎部之倚靠，是能

---

① 下：原文为"左"，疑误，恐为"右"。

支体之重量，其高以坐面上十五仙迷至二十仙迷（即五寸至六寸五分），其幅八至十仙迷（即二寸六分至三寸三分），上下两缘为圆形，其前方突出一仙迷半（即五分）充填于腰椎之凹部。

肩部之倚靠，对脊椎之中央，与肩胛骨之下端，故腰椎部即退却于后，由下前方达上前方，为斜面，以支脊椎。若构造不完全，则不仅于卫生上有害，如马依爱尔氏者，直无用之长物而已。

今所用椅子之幅，颇狭小。其最可异者，中仅容上脚三分之一，其利害上文已详论之。盖一人所需椅子之长，须在一尺五寸以上，以至二尺为度。图画等之椅子，自二尺三寸乃至二尺五寸，桌之广长亦如之。

坐面狭小，则习字时恒与邻席者相触。工学士兰富尔氏，考椅子之坐面，除必需之部外，其剩余之部分，切除其前方九至十仙迷之深，削圆其隅角。此法德国之小学校，皆采用之，洵能得十分之余地，便于直立，且工价亦廉。盖椅子与桌相同，面积不必广大，能支臀部与体足矣。其长如之，两侧二寸至三寸为率，其短则以次相差。

此桌椅之定准也，至用于村町之学校者，须注意于经济上之点，要以制作之单简与轻便为主。

桌之平面，有大小二枚之盖。大者入书籍纸墨，小者置砚与水壶，如三尺六寸之桌，大盖凡一尺五寸，小盖凡三寸。桌之后缘之突板，以供悬倚手本（即习字帖）之用。桌下设足台，又有高横木，以防足之悬倚。其两隅为三角之板，一以保存书桌，一用以置便当（日本人用以盛饭食等）。两侧各有折钉，悬置草纸算盘等物。

椅子之构造，上文已详述，今略之。其坐面扁平，所以省工费也。以上为桌椅之寸法。

若财力有余，欲备完全之桌椅，可随意制造之，其形式颇多，今略之。

予甚望今日各学校能依以上所列之寸法表而改良其桌椅，使第二国民，早脱畸形病体之厄，亦博爱主义之一端也。

用于女学校之桌，须易于翻转，以便手工，故桌面之水平，为最紧要。若无手工式之学校，可用斜面桌，然亦不可过斜。裁缝之桌，须稍低。若不备裁缝桌，则于裁缝时，须低下桌面。予谓裁缝室，必别设之。日本之女子，其起居动作甚优美高尚，即其制服，亦不便于坐椅，非谓讲女子教育之学校，不得坐而教授也，如裁缝、活花、茶道、和乐等，皆宜坐之。但此等事甚疲劳眼目，故桌子之高，与身体之长大，须相对。若位置不正，即近视眼之原因也。当手工时，桌及椅通常为莫距离，要之手工桌面，自比读书写字之桌须稍广，庶使两手展动自在。（活花谓编花，茶道谓抹茶，皆技术也。）

通常教授所用之桌，及圆书桌、手工桌等，其构造之法各异，故须具备。且教授所用者最广、最久，影响于生徒之身体者，亦最大。每半年须调查生徒之身长、体格，而选用适当之桌椅。譬如身长自五十仙迷至百六十五仙迷者，其间可分为八，各划一线，察生徒之身长，应在何线，当用何号之桌，并身长之大小，于一级内以定生徒之席次。二人坐之桌，必以身长之最相似者，列坐之。若席次但由试验之分数而定，于教育上则可，于卫生上则大不可，且近视眼与眼力之微弱者，尤须前列。又身短而用低桌者，亦当前列，以次相推。至最后级，乃为全级中之最长者。但近视眼与身体孱弱者，尤易陷脊椎弯曲之症，学校须备医生，时时诊察之，并验桌椅之适当与否。

第四，桌椅之材料。

制造桌椅之材料，北美与英国，铁最廉，故用铁制。日本得铁较难，故不得不用木材，木材性轻，易搬运、洗濯，其种类颇多，通常用杉、枞、松、桧之类，其较坚者，则槻、樫等。总须极干燥，并削铇平滑，不使有粗糙之陋具。

第二章　书籍

书籍者，教育上最要之器具也。其适合与否，一任教育家一判断。若从卫生而论，则文字细微，印刷不明，纸质恶陋，常影响及生徒之视力，而近视眼及不正之形体，皆由此原因也。书籍文字，过于细微，欲明视之，势必以眼目近接书籍，久之即成近视，或成脊椎弯曲之病。故小学校所用书籍，其文字须粗大。但文字既大，又不可不增益书籍之纸数，纸数既增，价值必贵，是影响及教育经济上，亦颇不少。此种问题，颇觉困难。要之，书籍不得用极细微之文字。盖文字之小大，实与近视眼有密接之关系也。汉文中四书五经，其文字虽大，时时相对，且不免陷于近视。而读横行文字，其近视眼之数，又必增加。若愈进高级，其字愈细，患者亦愈多。至读专门学之书，则不患近视者益寥寥。甚有不用近眼镜，不能读横行文字者。溯其源因，皆由在小学校时，桌椅之构造不良，形体之不正，采光之不足，而书籍文字过细，亦与有弊也。虽然专门学书籍，记述鸿繁，纸数饶多，为节减纸数计，不得不用细微之文字，若小学校之书籍，又何妨用大文字耶。

近来小学校内默书习字，皆有一定之格，予实不解，何以日本文字，几同于美术技艺乎？古人运笔自在，常有飞舞之势，必束缚其运笔，于一定范围之中，书细微之字，其有害于儿童之康健，实非浅鲜也。

予游览各地，每至一小学校，见其书籍，文字细微，印刷不明，纸质粗恶，不胜诧愕。盖予早岁在小学校时，其细微粗劣，更有甚者。可怜儿童无充足之光线，无适当之桌椅，又不可读此粗劣之书，其阴害发育酿成疾病，岂偶然哉？闻教科书，专以射利为目的，饱数人之金囊，而害几百万之同胞，岂尚有人心哉？予甚望教育家于此等事，在在留意，且时就学校检查之，而不惮改良也可。

默书习字，其文字须稍大，不然必致体位姿势之不良。写字须用铅笔、毛笔，及洋笔之类，然铅笔、洋笔用力较多，眼与体均不可不接近之，不如用毛笔，似较省力。图画等用毛笔与铅笔相较，其用力如甲与乙之比。近日近视眼者多出，捡下表可知。凡学校使用物品，总以不背教育之目的为率，而尤须适合于卫生上也。假令一部而稍有害于教育之目的者，则当彼此比较参酌而用之。

第三章　涂板

涂板须有真黑色。若黑色已退之涂板，则用时文字不明，日光反射，大有害于学生之视力。其制法，最上者涂黑漆，俟其干燥，以砂砥之，使光泽消去。虽费用较大，然能持久。黑涩涂板，每年约增涂两三回，亦颇有利也。

涂板向生徒之正面，光线从左方进入，有一定之高。其最前列之桌，当与涂板相隔六尺以上，宽七迈当以上之教室，涂板之幅须在九尺以上。

拭粉笔者第一以湿布为之，每日洗濯，或轮切海绵，含水用之亦可，以呢绒为者，最下。粉笔由石灰质而成，其粉末飞散入眼耳口鼻间，易酿疾病，断不可击拍粉笔拭，使粉末飞扬于教室中。

涂板上所书之文字，亦宜稍大，使后列者亦得明视，故教室不宜深长。涂板当悬于左方（采光方），设三尺余之壁，以避光明之反射。

第八篇　生徒疾病及学校医之监督

第一章　生徒疾病

学校生徒之疾病，大半因不讲学校卫生所致。故设备不适当之学校，不啻驱小儿，而铸成天性之畸形，为社会增加孱弱之民种而已。如近视眼、脊椎弯曲症、头部充血病、肺结病、精神过敏病、脚气病、女生徒甲状腺肿、全身营养障碍、消化不良以及其他传染病等，皆与学校有密接之关系。欲普及学校卫生，安得不设学校医以预防之？否则隐患正未艾也。有教育之任者，何不一猛省耶。至传染病，则其害尤甚，如麻疹、痘疮、霍乱、痢症、耳炎等疾病，往往潜伏于不自知。因而登校读书，极易传染。脚气病亦传染病之一，降升学校时，尤当顾虑。凡若此类不一而足，以下试详论之。

第一，近视眼。

近视眼者，学校疾病之大部分也。从物体射来之光线，非集合于眼底网膜之一点，必有多少映结于前方。而远隔之物体，遂不能明视。若必欲明视之，不得不以眼球接近物体，而物体离眼愈近，则调节筋亦愈劳。久之调节筋收缩为痉挛性（据亨尔沁氏之调查，小学校生徒近视眼，半皆由此调节筋之痉挛也），水晶体渐渐凸隆，欲见远隔之物体，非减其凸隆，则终陷于近视。虽先天性近视眼者，不在此例。而后天性之近视眼，则学校乃一大原因也。若于学校卫生再不讲求，恐愈久愈近，以至于失明。

兹总括近视眼之原因，揭载如下：

一、近视眼之主因，因接近物体于眼，先损视神经之被膜，而眼球内外诸筋，使用过度，妨害眼球近傍血液之循环。

二、物体虽接近于眼，而不能适度，必欲强屈伏之，则眼中更充盈血液。

三、以上诸项，若长时如此，则愈陷于近视。

四、眼之危险时期，实在身体发育之际。盖其眼球诸膜，甚薄弱之时也。

五、平常不摄生（过食、不眠、不保眼之清洁），亦为生近视眼病之原因。

六、接近物体，及使用过度，罹近视眼病外，尚有头痛眩晕等病。

所以因接近物体过度而发生近视眼者，实缘年少之辈，水晶体被膜未完全也，有膨胀性，而久用调节筋，凸隆水晶体时，则被膜益膨胀，终变为不治之近视眼。加之调节近傍之物体，压迫眼球，延长其长轴，故正视眼眼球真圆，近视眼则变为卵形，同时凸起。

检查学校生徒之视力，由初级以达上级，其数渐增。如初级中近视眼不过二三人，上级渐多，中学校至高等学校，则已达其极，甚至有全级皆近视眼者。但其轻者，可用适当之眼镜，使变正视眼。若过深则疗治不易，甚或陷于盲目，大可悲也。培灵府勃里格尔氏于路得伦学校之调查，千八百人之近视眼生徒中，先天性仅百分之十，其他皆因学校卫生上不适而起者，此足以证学校近视眼之一大原因也。勃兰斯老府之教授苛因氏，调查多数之近视眼列表如下：

村落之学校	百分之一．四
市街之学校	百分之一一．四

细别之如下：

市立小学校	百分之六·七
市立高等女学校	百分之七·七
市立中学校	百分之一〇·三
市立兰阿尔学校	百分之一九·七
市立高等中学校	百分之二六·二
市立高等中学校之下级	百分之一二·〇
市立高等中学校之上级	百分之六〇·〇

　　由此观之，则生徒至高级者，居学校益久，而患近视眼之数亦益多。嗟乎！学校者，近视眼之大制造厂也。至高等中学校之上级，罹此病者几全生徒之半，入大学时，则殆占三分之二，世界各国竟同一辙。观学校之统计表，亦无差异。惟法兰西一国比他邦稍少。教授达尔氏调查利哇济大学学生之成绩为百分之二二·三八（在他邦之大学占三力之二①），雯克哈撒氏于瑞西国②调查，得表如下：

学校名称	试验生徒数	级数	年龄	近视眼之百分数		
				全生徒平均	下级生徒	上级生徒
培伦学校文学部	一一七	八	一〇—一八	二八·〇	一·四四	五三·八
培伦学校兰阿尔部	一四三	七	一一—一九	三四·九	一〇·三四	六·〇〇

---

① 三力之二：疑误，恐为"三分之二"。

② 瑞西国：即瑞士。

（续表）

学校名称	试验生徒数	级数	年龄	近视眼之百分数		
				全生徒平均	下级生徒	上级生徒
市立兰阿尔学校	一七〇	七	一〇—一八	二四．七	一五．六	六六．〇
兰尔培高等中学普通科	九六	四	六—一二	五．二	〇	八．四
兰尔培高等中学校第九级	一二三	九	一〇—二〇	三四．一	〇	五〇．〇
兰尔培高等中学校文学科七级、五级	一六	三	一二—一八	三一．二	一四．三	六六．七
兰尔培高等中学校兰阿尔科七级、五级	三九	三	一一—一七	三五．九	三三．三	五〇．〇
新设女学校寻常科	一〇七	四	五—一二	八．四	五．六	一〇．〇
新设女学校高等科六组及专修科二组	一八五	八	九—二四	一八．九	八．七	三八．八

（续表）

学校名称	试验生徒数	级数	年龄	近视眼之百分数		
				全生徒平均	下级生徒	上级生徒
新设女学校高等科六组	一一五	六	九——八	一二．一	八．七	○
新设女学校专修科二组	七○	二	一五—二四	三．○○	二三．三	三八．八
市立女学校寻常科	九三	四	五——○	七．五	九．一	一六．○
市立女学校高等科	一四六	六	九——六	一九．二	九．一	四四．四
勃鲁古脱尔府高等中学校	一五八	八	一○——九	九．五	四．八	二五．○
勃鲁古脱尔济府高等中学校等学部	七四	八	一○——九	一四．九	七．七	二五．○
勃鲁古脱尔济府高等中学校兰阿尔部	八四	七	一○——八	四．七	○	○
高等女儿学校	八九	五	一○——五	五．六	三．四	一五．四

（续表）

学校名称	试验生徒数	级数	年龄	近视眼之百分数		
				全生徒平均	下级生徒	上级生徒
公立小学校男子部	七六	四	六——一一	一.三	○	五.○
公立小学校女子部	五○	四	六——一二	○	○	○
米英亨勃撒师范学校	一一三	三	一五——二三	七.一	七.三	八.六
圣依麦培尔高等小学校男子部	九二	五	九——一六	四.三	三.六	○
圣依麦培尔高等小学校女子部	九八	五	一○——一六	七.一	六.七	○
勋德裴哇小学校男子部	七七	三	九——一四	三.九	○	一二.○
工业学校男子部	七一	四	一一——一六	八.四	二.六	五○.○
工业学校女子部	九二	三	一二——二四	一三.五	二○.○	二三.三
路克尔寻常小学校男子部	一五○	五	八——一四	二.七	一○.○	八.八

（续表）

学校名称	试验生徒数	级数	年龄	近视眼之百分数		
				全生徒平均	下级生徒	上级生徒
路克尔高等小学女子部	五〇	三	一二一一六	二二.〇	八.三	二九.四
沙洛伦高等中学校	一一二	七	一二一二二	二二.三	六.五	三〇.〇
沙洛伦高等中学校文学部	五八	七	一二一二二	二九.三	一〇.〇	三〇.〇
沙洛伦高等中学校普通部	五四	六	一二一一九	一四.八	四.八	四〇.〇
路益伦高等中学专门部	八五	八	一三一二一	五一.八	一七.〇	六三.〇
路益伦高等中学校兰阿尔部	七四	六	一四一二〇	三六.五	一七.〇	六三.〇
公立男子学校	八〇八	七	七一一四	五.二	一.八	二〇.〇
公立女子学校	八七九	八	七一一五	八.〇	一.〇	二六.三
甲斐霍逊高等中学校	一二二	六	一二一一八	三九.三	二六.八	五八.〇

（续表）

学校名称	试验生徒数	级数	年龄	近视眼之百分数		
				全生徒平均	下级生徒	上级生徒
甲斐霍逊高等中学校文学部	五八	六	一二——八	四四．八	○	○
甲斐霍逊高等中学校兰阿尔部	六四	五	一二——七	三四．四	○	○

日本小学校近视眼尚未正确调查，且所调查者亦极少，惟眼科医小村格氏之于芝樱田及巴町等小学校而已。要之，不备学校医，不顾问卫生家，直为学校之大缺点。

总括以上诸种之成绩，其结果得下之三项：

一、近视眼者之数，并近视眼之度数，凡使用眼镜度数之强弱，成正比例。

二、近视眼者之数，并其度数，与学级并增进。

三、男女两性，近视眼之多少，今日尚未判明。

欲防患于未然，弭害于将来，无他，改良桌椅之构造，纠正读书习字时之姿势，及慎于采光而已。矫接近物体之弊，改正书籍文字之印刷，整理学科之配合。黄昏时，可用无火盖之蜡烛、洋灯、煤气灯等。若薄明之光、火炉之光、船车上之灯光，皆不宜读书。既发以后，不可妄用眼镜，即不得已，亦须谋诸医生及眼科医，乃为适切。且眼镜之度，必较近视眼之度薄弱几分，读书时更不宜用。抑考今近视眼之增加，虽大半由反戾卫生而起，然亦有爱戴眼镜之学生，并非近视眼而用眼镜，欲表示学者状貌，以为美观，故往往有正视眼而变为近视眼者，其愚真不可及也，况更用度数不同之眼镜乎。防治之法，是非普及学校卫生不可。故反戾卫生上之诸原因，固当排去之，而青年爱用眼镜之癖，亦须断绝也。

学校中眼疾，近视眼之外，若远视、斜视、结膜等病，皆由桌椅不适当，姿势不正，又久视书籍，血盈头部，或郁于眼底，视力遂减。眼窝内之压亢渐进，其长轴渐增。若患近视眼者，则愈增加其度。血充眼球，眼劳过度，亦由久对书籍，并以微暗烛光，绘精密之图画，作细微之手工，而反射光线，亦足使血充满眼中。故学校之壁，不可用白色，并不可设教室于北侧。

学生不知近视之恐，妄用眼镜，以为得治，致渐增其眼镜之度。不知凡凹镜之度深者，观物体有细小之患，达十度以上则更细，不得不用二副之眼镜，以相交换眼镜，或更增一副于其上。阴天降雨时，空气中含有湿气，眼镜表面，往往生云雾一层，又不可不拭去之，其不便为何如哉！且不特为非常之不便，更有害于眼之形容。屡起斜视，久之则生葡萄肿，其度数常增。则五十年前后视力尽消失，或网膜剥落，或出黄色之点，或痿缩，或变质，以至于失明。敦台尔斯氏，常用眼镜，后虽追悔以贵重之身，陷于畸形，亦无如之何。为教师者，须时时留意，并开导学生无妄用眼镜也可。

近视眼之豫防法，各学校中所当注意之条项如下：

一、注意于采光法，人工照辉法，并避日光之直射。

二、注意于桌椅之构造，并读书习字时之姿势。

三、注意于书籍、挂图，并地图之文字，印刷之纸质。（即文字之大小、墨色、彩色印刷等之鲜明与否，及纸质之良劣等是也。）

四、幼稚园及小学校中，当手工之际，须防物体接近于眼。

五、读书及习字，初习时可徐徐进行，勿操之过急。

六、定时间表，最久以二时间为限。又冬期午前，八时起九时止，午后三时起四时止，使其恢复眼力，而每时间后，总须留放课时间。

次学校与家庭间，所当注意之预防法如下：

一、读书、习字、图画、裁缝时，防物体近接于眼。黎明薄暮与暗黑灯下，及日光直射之下，或船车上，须严禁读书、习字等事。

二、正桌椅之改造，并读书、习字时之姿势。

三、纸质用良白而无光泽者，涂板用真黑清洁者。

四、课终之际，须少时休息，可凭栏闲眺，或两手舒振。此外，若读乐谱、作刺绣裁缝等，须防眼目疲劳，且须省略自宅之独修，如默写、抄录、思索旧题等事。

五、教师可照斯奈尔兰氏之表，检查视力，有近视眼将成者，当防护之。

六、此外，当留意儿童之卫生，须保其康健，而养成其抵抗力。

第二，头部充血。

头久前屈，机压胸廓，则头静脉血，还流于心脏，而成头部充血之症。故用不适当之机椅，不但使体成畸形，且使头痛眩晕。若孱弱生徒，血来时，常有晕倒者，且此症甚多。吾衣拿氏所调查，七百三十一生徒中，发此症者，二百九十六人，其中为女生徒五十，男生徒二十八人之比例。盖女子神经过敏，血管薄弱之故，而实皆因机椅不良，空气不足，冬日室过于暖等原因所酿成，不可不豫为注意也。

第三，甲状腺肿。

甲状腺肿，欧米①各国屡见之，东洋则极少，其原因虽未详，要亦因乎风土气候之善恶。据吾衣拿氏所调查，七百三十二生徒中，患此者有四百十四人之多，而女子恒多于男子。吾衣拿氏谓该病之起源，大抵因机案太低，而脊椎弯曲，垂头于前，始则以手腕、肘臂等支持身体，及疲劳时则以胸部紧靠机边，为之压迫颈部。静脉障碍，血液归流，胸廓遂狭，呼吸因而不匀，其他不一而足。于是血液郁滞，习之既久，而甲状腺肿矣。女子衣服狭小，颈部以绢布缠之，亦为妨血之归流，而助成该病之一原因。女生徒多于男生徒者，实其发病之原因，亦多于男生徒也。且女人皮肤筋肉之抵抗力亦比男子远弱，故罹之亦易，然起于遗传亦多。

第四，营养障害。

儿童之入学校也，生活之状态一变。从前由朝至晚，不过随意游戏运动而已，今则有一定之时间，静坐教室，以束缚其自由，已为发病之原因。而全身中之营养障害，尤以腺病为最多。盖因儿童皮肤软柔，运动缓慢，气力微弱。若学校内空气不良，运动不足，则入校后，不及旬日早已衰弱。加以食欲缺损，活泼之动作全消，精神抑郁，随意之运动亦懒。况儿童入校年龄，正值齿牙交换之时，身体变状，障害营养，使就学时愈助成之，欲不病，得乎？尝见儿童就学之始，陷此状态者，十居八九。若学校卫生上诸害不甚，尚可渐渐恢复。然儿童身神孱弱，就学年龄过早，实与学校卫生之法则相反对。营养障害进，而病害起，如贫血病也，腺病也，结核也，相随属矣。及小学校卒业而进中学校，则又值生殖器发育之期，体势一变，精神锐敏。外界之刺激倍增，内界名誉心益炽，疾病亦愈多。

---

① 欧米：欧美。

至女子则发育更较男子为速，春心发动期亦先。此两三年神经极锐敏，害全身营养，成贫血病，发萎黄病，亦以此时为最甚。职教育者，不可不加之意也。故儿童虽达学龄，若患营养不良、腺病、贫血等病者，可止其就学，命其保养。学校则设医官一人，调查其就学儿童，定其身神发育，不可漫奖励其就学也。

第五，消化不良。

消化不良与全身营养障害相连系，其原因亦同。奔走游戏之小儿，一入学校，则事事有一定之规则，身体之状态一变。或因贫血病胃液减少，或因机椅不良，身体前屈，压迫胃部，静脉郁血，皆可成消化不良之病，使惯于修养，固可渐次恢复，毫无顾虑。然自中学以上至入于大学，则求学之志益锐，兀坐时多，运动时少，于是胃肠衰弱。至于发便秘下痢等症，所谓慢性疾病是也。非但难治而已，且能害营养，发诸种障害，如古所谓胃弱者也。

第六，胸部疾病。

机椅不适当、空气不洁、运动不足，皆为诱发呼吸系之原因。暖室法不充分，发感冒病，亦能致呼吸器病。要之，身体前屈，胸廓诸脏被压，有妨血行与静脉之归流。全身静脉系遂生郁血，头部尤甚。胸廓不扩张，则肺之运动迟。若结核等病侵入，遂不能驱逐之。及由中学入大学，必日甚一日，修业未半，病遂不起，可胜叹哉！

唱歌能使肺脏扩张，肺脏之体操法也，可以豫防呼吸病之患。然唱歌过久，则损发音机关，或发喉痛，或陷嘎声，欲免其弊，则须量年龄与身体之发育，以适当音声行之，不可过半时。唱歌室须广阔，使空气易于流通，又须每日清洁洗扫，不使尘埃飞扬。

第七，骨盘诸脏之障害。

女子骨盘诸脏障害，起于压迫胸部，血行障害，变踞坐为椅坐。或因月经时为不适身体之事，或因月经时习体操，所唤起者也。又春期萌动之时，亦易为致病之原因。且妇人生殖器病，极难治，为将来家族计，为人妻为人母，大不利于子孙，女生徒于此，宜如何注意哉。

第八，神经及精神病。

神经及精神病，亦与学校有亲密之关系。幼年生徒，因无甚外界之冲动，惟头部郁血，成脑充血症而已。及入中学，则患此者顿增。何也？盖中学校为他日入大学之基，其所修学科，较小学为深奥。所费能力，亦较小学为多。且外感纷纷，刺激脑髓。若教授方法不得其宜，病即由此而起，故社会愈文明，则人事愈繁杂，而精神病亦愈多。方结温氏曰，精神病，逐日增加者，教授与卫生之方法不适宜也。信哉！

第九，习惯性脊椎弯曲症。

脊椎弯曲症，皆由习惯于不良之机椅所致。女子患此，非但失其风采，害其天真，且酿成不测之祸害，诱起不治之痼疾，可不畏哉！

或曰脊椎弯曲症，发于就学年龄中，欧洲患此者甚多。予谓非但小学校而已，寻常中学校、师范学校，亦多也。

筋力不强，即幼童亦易患此病。

检查我国小学校、中学校、师范学校等之生徒，几乎人人皆罹此病，且寻常第一二年生，患之者甚稀。及年级愈进，则患者愈多。呜呼！学校如此，是驱人子弟以陷于畸形也。其罪无量矣！

第十，传染性诸病。

学校集多数人于一堂，传染病之蔓延极易，亦学校卫生家所当注意者也。其病种类甚多，兹举其大概，一百日咳，一猩红热，一麻疹，一流行耳病，一丹毒，一头疮，一疥癣。

痘疮麻疹等诸小儿病，学校实传搬媒也。痘疮今已有种痘法，可不详论。但小学生徒种痘与复痘，学校长亦与有其责。凡儿童就学之先，必使之种痘，及卒业高等小学时，当再命其复种之。凡传染病有多少潜伏期，当此时也。不自知其有病，即家人父子亦不觉察，遂致传染他人，往往能由一生徒，而及全级生徒。若学校无医，情形至惨。职教育者，宜如何加之意哉！故如学校近傍有麻疹、霍乱等流行病，则宜闭学校。若生徒患此，虽全治后，一周间，犹须禁其升校，必得医者之全治证，始可许之。又若痘疮流行时，虽种痘已数次者，亦可使其复种。动物性寄生虫，如疥癣等病，虽有传染性，苟能留意，可无害。

霍乱、天然痘等疾，世人既知其害毒，故百计扑灭之。然其他诸传染病，往来于学校者，尚无拒绝之法，故滋蔓极易。

学校传染病最可畏者结核也，能使生徒之生命危于顷刻。若与此等生徒交接者，须举行消毒法，严防之，且须请学校医，以显微镜检查其有无传染。

凡此等传染病，社会须勤于扑灭，固无论已。小儿与生徒犯之，则为之父兄与教师者，必尽力扑灭，亦德义上当然之事，所以欧洲有学校传染病豫防规则也。

结核病初起，甚迟缓，往往不自觉察。虽病势增剧，尚能执业升学校，以故传染愈易。呼气固能传染，即布片、器具、手巾等，亦能传染。又如患者咯痰于床上，久之干燥，与履踵相摩擦，遂成粉而混于尘埃，以袭健康者，则亦能传染，此可儿吕氏之所实验也。故欲注意学校卫生，豫防该病，则须先禁患者登校，又须禁生徒床上不得咯痰。凡一教室内，至少置唾壶二三个，入以消强水，或锯屑。壶内所咯之痰，每日集而烧之，则结核病或可少减。

脚气病之原因不详，或曰有一种微生物诱发之，或曰蛋白质与含水炭气相比，不适其当，或曰米谷中有一种丝状微生物，孰是孰非，不能臆断。要之，其一种传染性，则与学校等有亲密关系，不可不注意也。

校舍尤宜清洁，且须注意生徒之身神健康与否。无论口耳鼻目，苟违其常，即当报其家庭，招医师诊察之。若为传染病，则本人之兄弟姊妹，亦须禁其升校，并衣服器具，亦当撤去。教室必施消毒法数时，或数日，而后用之。予于传染病，不惮烦言者。盖实目击其害也，岂好辩哉！

第二章　学校医之监督

学校聘医者，亦学校职员中之一大要素也。若幼稚园、小学校固勿论已。即寻常中学校、寻常师范学校、高等师范学校、高等中学大学校，亦不可不聘之。日本小学校缺此，予甚以为憾。盖普通教育之功不能全收者，其原因在此。

第九篇　体操及游戏

第一章　体操及游戏

肉体为精神之容器，精神之良否，一视身体之健否为标准。故欲精神健康，则必先调护身体。先哲知其然也，乃于学校设体操一科，以为健康身体之计。善哉！

阿林丕氏所著之《公众卫生学》曰，正整之体操，可以强壮诸筋，增长胸围，扩大胸腔，亢进呼吸机能，交换血液，使之旺盛。且运动筋肉时，神经中枢、消食器及生殖器，血液减少。在中学校生徒可以豫防手淫之害，筋肉运动，则血液循环亦旺盛，新陈代谢、机能亦活泼。小学儿童，他日立社会，或职工业，或振槌切铁，或驾扁舟，探险地，折冲怒涛激浪之中，自若也。然则体操之关系，岂独卫生上之利益已哉！女子不能无体操，但其骨格体质与男子异，若体操亦与男子同，则不独不适于卫生，且必害其美德，伤其天真也。往昔女子不习体操，此盖大误。女子神经机能，比男子为锐敏，若误其调养，则精神不和，身体为之孱弱。此孱弱女儿，化日为人母，为人妇，而望其举健儿，得哉？此女子体操，所以必要者也。西哲有言："女子健康，国家健康也。"又拿破仑第一世，与他国战，则必先探其国中女子健否，与风俗如何。呜呼！何其重也！特是患神经衰弱、萎黄病、贫血、胸廓狭小等病者，女子比男子殆多十倍，良由女子体格既弱，若用力过剧，则易罹疾病。故曰女子之体操，与男子同，非徒无益，而又害之。

体操果何为哉，非一言所能明也。要之，以演磨体力，感发愉快，从而运动随意筋，发育全身筋肉，活泼精神，以养成不挠之气力为目的。昔者航海之术未开，器械脆弱，一苇扁舟，远蹴大洋之怒涛，人民慓悍，屡事掠夺。今则以铁舰防怒涛，以磁针指方位，豪勇之气象，遂不复可见。先哲有鉴于此，故设体操以养成之，补助之，而为将来完全国民也。

儿童身体薄弱，或有病疾，则不宜体操。若强为之，必起大危险。如患肺结核者，肺之血管破绽，时有咯血之虞。其他患心脏病、黄胖病、股关节炎及四肢畸形等病者，亦须禁之。如患心脏病而使之，体操不但疾病增剧，直速之死耳。患贫血者，人每谓习体操有益，然其度过高，则亦有害。妇人至妙龄，有贫血病者，不必体操。他如患脱肠，及肾脏病者，亦不宜习体操。患衄血或头部充血，及近视眼等者，皆须注意。

体操当始于何岁，亦不可不研究之问题也。阿利同氏谓小儿达五岁可习，丕列冷之小儿七岁，则入公教育场，始习体操，略似我国维新前，入讲武馆。由此观之，则习体操年龄，殆与入学校时期同。然但习体操，则就学以前，有幼稚园，其他走驶、行步、飞跳等，可次第加进。

凡体操场，空气须新鲜，且须有余地。夏令炎凉不定，必用有棚体操场，余可废之。体操虽能催进消化，然食后亦不可行。

体操衣服，虽无一定，要以动作敏捷者为佳，且不可绞索身体诸部。日本女子服装不适当，当改正之。

学校医当儿童体操时，须周围巡阅，见儿童之举动，有呼吸频数，脉捕①不正者，须探捡其原因，有病，则须止之。加之当体操时，或受外伤如脱臼、折骨、破裂头面者，须急诊之，

① 脉捕：疑误，恐为"脉搏"。

故曰学校医为学校中一大要素也。

女生徒达妙龄时，若体操过度则有害，又月经时必休止之。

第二章　体操游戏场

体操游戏场，常在郊外，而有棚之体操场，亦为要物。若于雨天或寒暑剧烈时，用之甚便。构造当坚牢，其尤当注意者，采光也。尝见有多数体操场，地隘窗少，习体操二三十分时间，则空气污渎，室内温度亦增加矣。

学校须有游戏场之空地，周围宜多植草木花卉，架花藤，或葡萄之棚。一可以清洁空气，爽快精神；一可以为暑时树阴。若徒务虚饰，集岩石以为山，溜污水以为池，实有害也。

花卉草木，可使儿童自栽培之。一可以增其植物学上之智识，一可以免其采剪。然有毒植物，决不可使之自植，盖儿童多由之中毒也。

第三章　手工科

学校之有手工科者，体育上与实业教育上必要之学科也，可以恢复疲劳之精神，可以运动其手足。德吕马国，已于十数年前实行之。

第四章　罚则

罚则者，亦学校中不可缺者，然不可害生徒健康。明治初年，各小学校，所行罚则，或鞭挞，或使之直立椅子上，或当严寒时，使立于风雪之中，至日没时始许其归家，或与以难涩之问题，其他种种皆可害生徒健康。故于不害健康范围内，撰其适宜之罚则，亦一要事也。若徒保庇儿童，则教师损威严，亦非教育上之美果。

第十篇 授业及休业

第一章 授业法及其科目

授业与学校卫生上之关系极大。初级生徒，其脑髓未足，若授以高尚致密之学科，则害其身神，且使生徒畏忌就学。近时小学校，授业之不适，或过于高尚，或强其记臆，卫生家、教育家皆言其有害。然文明增进，人事繁杂，于小学校增加学科，固势不得已。但专以教授科目之多，夸教育进步，不顾生徒发育，是亦不思之甚者也。

且授业科目既多，初级生徒亦殊难理解。非但不能记臆，且可妨普通教育之进步，而为学校病之原因，所得不偿所失。职教育者，不可不知也。又女子亦须避高尚学科，而讲实际科目，庶将来可相夫助子，整理家政也。

今揭卫生会议中诸大家之议如下：

一、现今小学校授业法，过于繁杂，能劳精神，使小儿身体衰弱，害神经发达。

二、初级生徒，年不及十岁者，其科目与授业时间可减少之，使其归家准备翌日功课，不至繁忙。

三、小学校须置学校医，使与校长同其权利，担卫生上一切责任。

教授科目，其时间须时时交换，每一科目不可涉二时间以上。第一时间所教授者，不可于第二时间再教授之。放课时间须长，使生徒恢复精神视力。教授高尚科目后，可接教以唱歌、画学、体操等科目，决不可再续高尚教科。

第二章　授业时间

达十岁之小儿，一日不可过五时间。十岁至十四岁，一日五时间为适当，即午前三时，午后二时。若不能设于午后，则一周二十八时亦佳。高级者，一日六时亦无妨，即午前四时，午后二时，再过之则有害。女子不可过五时间，体操、唱歌、画学等时亦在内，除水曜日①午后二时科目外，一周为二十六时，或三十二时亦可。

一千八百八十三年，德国伯林②府教育会，及私立体操所长，义案结氏，与同会调查委员之报告曰：

小学校下级（五级、六级）每日授业时三时者：

第一时间	授业五十分	休憩十分
第二时间	同　四十五分	游戏三十分
第三时间	同　四十五分	退散

同　每日授业时四时者：

第一时间	授业五十分	休憩十分
第二时间	授业五十分	休憩十云③
第三时间	同　四十五分	游戏三十分
第四时间	同　四十五分	退散

---

① 水曜日：古代中国与现代日本、韩国、朝鲜皆以"七曜"命名一星期中的七天，水曜日为星期三，余则日曜日为星期日、月曜日为星期一、火曜日为星期二、木曜日为星期四、金曜日为星期五、土曜日为星期六。

② 伯林：柏林。

③ 云：疑误，恐为"分"。

四级以上者：

第一	午后授业可废之
第二	可制限其自习
第三	一周间内可自习六日
第四	每周内一日于午后可使中级及上级生或市内或郊外游二时间

第三章　自习

使自习可减少可废止，诚学校卫生学家之所希望也。予在九州及奥羽时，多不命小学校生徒自习。盖我国习惯，素重复习，否则归校后，犹聘教师，修各种学艺。在往时学校，授业法不完全，不能享普通教育时代固甚善。今则学校所授学艺已多，与其自习伤儿童身神，不若不自习之为愈也。

第四章　休业

各学校一年之休业日，如礼拜日、大祭日、祝日，夏季冬季试验前后皆是也。

一礼拜休业一日，施之幼童嫌不足，故一礼拜以二日休业为适当。

冬夏休业之期，夏季六十日，冬季十四日，通例也。此非但为避寒暑计，实为休息脑力，补缺身神计也。小学校多有夏季休业仅二十日，或三十日者，是何故也？或曰儿童长日休业，则失既往之学艺，殊不知三伏之日，炎威铄金，成人犹不能执业，何况幼少孱弱之儿童哉。其害甚矣！

或曰冬夏休业，以农事、渔业、养蚕等事繁忙之时也。此等问题，尚须熟考。惟严寒地方，则夏季休业可短缩，冬季休业可延长。或伸缩其授业时间，以避其寒暑亦可，决不可从通行之例。要之，小学校休业日数，不但不可少于中大学，尤必更多且长而后可。

《学校卫生学》终

卫生指南

江英华著

PREFACE

Since the introduction of western medical science into the Far East, our Chinese countrymen have gradually become convinced of the usefulness and efficiency of the European methods in treating various kinds of diseases, both physical and surgical, and of the great ever – advancing progress.

European doctors have been incessantly making in the improvement and development of their professional practice. Chinese are, however, not aware that sanitation is closely and indispensably connected with medical science. In fact, even the term "sanitation," I venture to say, is almost unknown to or ignored by them. This is the most defective part of Chinese medical science and consequently in a sanitary point of view, Chinese medical education is inferior to European.

It has come to my mind, and it is also my earnest desire, that in order to remedy this, and to strengthen their confidence in the utility of European medicines, it is highly necessary to provide them with a guide that they may be easily induced to reform their idea, so old and deeply implanted, as they are in the treatment of patients.

For the purpose, this book is written in the simplest Chinese language, hoping that they may, in principles, be readily convinced of the fact that, without sanitation, the medical profession is quite imperfect, which concerns not only our health and social life, but also the happiness and prosperity of future generations. It teaches our fellow countrymen how to live in good health, how to avoid infections and dangerous diseases, how to prevent their spread through want of sanitary knowledge, what good will be derived from clean and sanitary habits, and warns us of the danger of disease germs, and the necessary application of disinfectants, deodorants &c &c.

In short, sanitary science is a matter of first importance to human life. I sincerely hope this book will be highly prized and found valuable not only by our Chinese medical professions but by all throughout the Chinese Empire.

KONG YING WAH

L. M. & H.

late assist. Surgeon, Selanger F. M. S.

Dated 1st June 1904,

Hongkong.

《卫生指南》序

　　易系辞有云，天地之大德曰生。盖以好生者，上天之德，于人于物，莫不皆然。而人为万物之灵，尤为上天所注意。第天能生之而不能保之，则所以护卫而维持者，端有赖乎人事之栽培矣。比年以来，疠疫流行，传于各埠，朝发夕亡，不可救药。计自甲午至今十余年来，未之或息，白杨瑟瑟，类多惨死之魂，荒冢累累，半是疫亡之骨。触目伤心，曷其有极。呜呼！天之虐待斯民，顾如是哉！然要非天之故为虐待也，实人之不自卫其生，有以致之也。吾友江君英华，少通脉理，壮习西医，博览群书，深得兰灵秘旨。学成领优等文凭，历应南洋皇家医院及各医院之聘，经其诊治者，无不著手成春，以故足迹所经，存活甚众。据其所见病症，百怪千奇，不可方物。而究其缘起，多由于卫生失度使然。江君恻然悯之，欲以救济之心，挽斯民之疾苦，因著《卫生指南》一书，以公诸世。书中所载，凡空气之清浊，地气之燥湿，与夫阴阳寒暑之节，起居饮食之宜，薄物细故，纤悉靡遗，缕析条分，了扣指掌，俾读是书者，人人知防患之方。即人人得卫生之要，十余年大患，或可藉是而尽归殄灭，此则江君之志也。今夫乐生恶死，人之常情也。疾痛疴痒，又人生所不能免也。然与其待病之既成，而始施调治之方，孰若乘病之未至，而先筹防维之术。虽死生有命，未可强为，而藉人事以代天工，未尝不可补救于万一。江君以救世之婆心，施回天之妙手。异日者，家享平安之福，民无夭札之虞。行将于此，卜之，然则是书之为功于世，讵有涯哉！古人有言，名医治未病，是书其即治未病之要旨欤！爰弁数语于简端，以志钦慕。

　　　　　　　甲辰孟夏乙酉科举人番禺黄永业谨识

《卫生指南》序

中西医学各有专长。近数十年来，泰西医学流入中国，华人染病，往往有中医皆穷于术，延西医治之，恒奏奇效。盖西医治证，诚有足补中医之不及者也。然非先通中医之理，而但学西医，则亦时有偏蔽之患。江英华先生夙有神悟于金匮之传，青囊之秘早已研究于心，嗣复学习西医之术，在西国医院屡试冠其曹，偶准给超等文凭，随在南洋、檀香山等埠为人治病，回生起死，迭著奇功，欧洲国手亦为之推许。返港后，出其所学以问世，踵门求治者，无不药到春回。近以华人之病，多由于不知卫生之方，特著《卫生指南》一书，使未病者，得以却病，已病者，藉以除病，洵济世之金绳，拯危之宝筏也。卫生之要旨，莫要于慎居处、节饮食两大端，中西各医咸于此致意焉，即华人稍明卫生之理者，亦能知之而能言之。但居处饮食，其益人害人之处，有非寻常所能见及者。如毒虫传染一物，由口鼻而入血管，害人最速，而且最险。西医察以显微镜，则居处之地、饮食之物，毒虫无可藏聚，此虫净绝，则病可不侵。若中医但恃目力，所断不能见者也。且泰西医术以格致学、化学辅之，而行饮食诸物。其中所含各质，无不详格而化分之。何质益人，何质害人，一切备见。即消化之迟速，亦列表以测之。一一比较，不差秒黍。此皆中医所未及，而确然其有据者也。至若天时之气候，人身之全体，其考究亦视中医为尤详，其余安放沟渠之形式，与夫革除遗弃之秽物。中医所不以为介意者，西医则视为致病之原，而必设法以求其清洁，以此卫生，诚无毫发之憾矣。先生是书，发明此理，至详且尽，使阅者披览之下，于卫生要旨了然于心目之中，却病延年，不必别求他术。倘能家置一篇，仿行其法，则疵疠不作，仁寿同登，而先生济世之苦心，庶亦可以无负焉尔。

　　　　　　　　光绪岁次甲辰孟夏下浣番禺李启祥石樵序

《卫生指南》自序

书曰，惠吉逆凶，天道循环不息，而降祥降殃①，公理任人自招，固知福寿康宁，人所共喜，危亡疾恙，众庶同憎。虽云死生有命，不可强求，有时能尽人事，可以少补天功。考验疾恙康强，全赖卫生有法，避灾防患，常藉保卫有方。是则卫生之道，实人人应知应行之要务也。蒙少读西学，壮习西医后，蒙医学院考选给照行世，迹历南洋群岛。临症多年，细察人所患诸疾恙，虽千百万宗，深究其病源，多由卫生失度，保养防患无方，常多沾染恶疾，而不自觉。又或既知其害，不慎提防，及至病入膏肓，虽有仙丹，莫能挽救，曷胜浩叹。近见天灾流行，历年疫症不绝，遭此不幸，西湾之青冢累累，逢此危亡，南山之白坟叠叠，兴言及此，谁不伤心。又即年中，染此症而丧命者，中西相较，华人每居十之七八，而西人仅得十之二三，此何故哉？岂华人命运多舛，而西人命运颇好耶？曰否，否。西人之所幸免此灾者，总因卫生有法，善顾卫生，而华人常多不知卫生，每视卫生之例为畏途，蒙故纂集《卫生指南》一书，出而问世，实欲公益同胞，救吾同种。深望阅者，通达卫生，遵守其法。虽曰不能尽免危亡，或可藉此补救于万一，从此种族得而康强，同享益寿延年之幸福。是为序。

光绪三十年甲辰岁孟春吉日粤东西医学士江英华谨识

---

① 《书经·伊训》："惟上帝不常，作善，降之百祥，作不善，降之百殃。"

第一章　卫生总论

人身百体，始成于父精母血，由孩育养，及至长大，然后可云全体俱备，此大道亦人人所共知。其间或有缺乏者，一由胎生不备，一由抚养不善。由胎缺者，如缺唇、缺鼻，如软骨，如欠眼睛之类是也。由抚养缺者，身体瘦弱，骨肉不坚，疾恙常多，乃全关于失卫生之要道，误调养之良方使然。此亦中国人所谓后天不足之说也。吾人之由母而生，胎中发育百体，偶有缺陷，及抚养至长成之日，又失调养卫生之理，自然全体之中，必有一二具受亏，如机器然，若各不相当，动力必不能调和，勉强用之，抵力不均，不久必坏。人之百体亦然，所于卫生学之关乎人生也，岂不大哉！一人若失卫生之道，而已既经缺陷，其之子，其之孙，更必相承此疾，比之其父必深一层之害。又一家之中，强弱皆有，倘失卫之道①，疾恙必多，年寿必减。一国之人，均失卫生之道，不但疾恙频多，传染各病必流行遍处，日见加增，年甚一年，堪为浩叹！惟所幸者，苍天爱赤，仍立天然之法，助减传染之症。如风雨天气之寒热，确能有减灭微虫之功。因春令之症，发恙之微虫有不能耐冬天之寒气者，因天气之寒热不同，又有秋令之症，不见于夏天之时，亦同一理。如欲证之，试观诸症，每遇其时，方有发者是也。故卫生之法，须分其时，防患之方，更非同道，核之各时症，有各防避调医之法。人生于世，当求自卫其身，兼求卫其家人，更卫一乡一族，乃人人之责任。倘人人能尽卫生之法，危险之

① 卫之道：疑为"卫生之道"。

症必减，传染必稀，疾病亦疏，身必强壮，年寿必增，此天然之公理也。是于知卫生之学，关乎一身一家一族一国一地球上人类之存亡，疾病、年寿、种类之加减均在焉。若人不知卫生，百体因之减强，疾病因之丛集，死亡因之加增，人数因之少除。若此生死关键，岂不紧要防患于未病乎！倘人识卫生之学，而自卫先得，自己身体强壮，少恙寿长，而料理其家人，必多利益。家人之疾恙少减，家人之年寿加增，所生之儿女比之不遵卫生者，必胜一筹。从此智识日增，精神强壮何难？其族类蕃衍，此当然之理也。是则关乎人数之加多，种类之减少，亦卫生学之一大问题也。吾甚望我同胞，讲求此学，而卫自身，兼卫其家人，顾其后裔，并顾其国民人数为要。或曰，何等为卫生学之善法？大略先要考察饮食之品有无损益，所住之屋宇有无防碍，天气之寒暖有无微虫，所着之衣裳、所用之器物有无污垢。每件得提防沾恙之善法，自可备传染症之良方。平时已得养身之法，有病又得调养之方，可谓尽善矣！吾人倘识调和寒暖、节慎饮食，时刻提防疾恙，洁净居所，窥察天气之清浊，获益必期良多，愿吾同胞共加勉旃。人之有病，缘因亦多，仍不外乎自失卫生使然，如生癣癞，皆由不洁而生，伤风受外感而成。花柳由传染而得，疴呕胃痛由饮食不慎、饮食无时、多寡不等，内脏成症，遂变为全身皆病，均由卫生失法。外患侵来，渐生于内，又失调理，患竟大成。及至守病无方，调医无法，命亦从之而丧。虽属非卫生学可能避百病，可以免死亡，惟依法行之，则大助生存康宁之大益。如人饿不食，可得饱乎？如人病不医，可能愈乎？倘饥不食养人之品，可能生乎？病不服合治之药，其有效乎？无有也。或曰，某某有一病，经患许久，未常服过分毫之药，及后竟得全愈无事，因何不用药，仍得愈耶？余则曰，虽其人不服药，必另得养病除患之法。调寒暖，节饮食，一举一动，养身合宜，不失卫生之道。内脏之发生合法，血气之运动得宜，此不但可能御疾，且能逐疾，然后始得无恙。如一城之巩固，外贼虽多方围攻，终不得入。因其自守自卫有方，久能坚守，贼自然退。譬如一室有门户，有窗，有天井，若于夜间不闭门户，亦或不设门户，其室内之物，可能保贼不偷乎？虽有门户，不依期关锁，贼一见之，必来窃物。窗门不闭，风雨必任自来。人之身体，防诸外感疾恙，亦如是。疾恙亦人身之贼耳，倘不善自防避，疾患必入其身，此正可谓防疾患与防夜盗相似。该屋坚固，即如人身坚固。该屋门窗造来不善，犹如人身不善调养，必不能免疾恙。无异人之有手足耳目口鼻之分，亦犹屋之有瓦盖，有墙壁，有天井，有门户焉，各司其用。瓦盖得而避风雨、避日气。门户之设，用乎出入，稍有破烂，难免雨漏风吹。各弊不为修葺，住屋之人，岂得安乎？门户不提防盗贼，岂可保永无失物乎？故吾人日夜关锁门户，照料住所，而防失窃，乃人之常情，亦公理之自然也。况人身之欲求平康，更宜时刻提防侵病之贼，而免损害，是为至要。人若不食，肚必饥，身不着衣，必受寒。然饮食无度，必生病，着衣无法，亦生恙。凡事适度，可保平安。犹屋之门户关闭得宜，方可免盗贼。或又曰，依足卫生之道，养身可保永无疾恙不死乎？曰非也。所云卫生者，卫护之说也。人虽得居住之屋合法，但衣服失宜，或因饮食失度，行坐睡卧无法，即失自卫，疾随来矣。总之，人患疾恙，俱是自己不谨慎，失自保重而成疾。多偶感风寒暑湿，忽然成疾，重则病深，轻则病浅。或因出街吸入微虫毒物于脏内，其人不自知；或由天气之寒热有感，而又不自觉。及全身不宁，然后病入膏肓，徒唤奈何，可不惜哉！更有人所防不到之害，指不胜数。惟能行卫生之法，可免各患来侵，必能稍减各病。若人人果能自尽其责任，而善自卫生，可谓合乎公理者矣。

卫生学首要洁净为一大关要。不论住址、衣服、食物、时刻所吸之天气，均与人生疾恙有关。屋不洁，自然便生病苗，衣不洁，亦能生病苗，天气不洁，食品不洁，无不生病。总之，凡近人日居之地不洁，由日力之吸引，由风气之运动，能生恶气秽气，病虽不即发作，必然有损于人。人若既知不洁，又不加意提防，害莫大焉。凡欲知其理之详细，必须阅卫生学，自可明办①。

夫卫生学，非仅求自卫免生疾恙，责任便完。须知同类病者，或有传染之病苗发生，或病者死后，毒气发生传染，各生人受无限之不幸。此又一大紧要之问题，不可不知。凡染恶毒症而死之人，其尸必能生恶毒之气，故宜设法避之，即收殓安葬有方，藏毒有法，然后可能免其害，不致传染生人，所于择地葬尸，尤为切要。欲知其法其理，幸请各置《卫生指南》一篇，安之座右，沉潜玩索，自得卫生之大益也欤。

---

① 明办：疑误，恐为"明辨"。

第二章　论空气

　　天空之气，为人类、动物、植物呼吸之所必需者，初由鼻孔而入喉，由喉入肺，藉为养生之粮。空气者何？轻、淡、养、炭，并些须别气互合而成焉。气能充塞天地之间，所在皆有。虽质如铜铁之硬，如木石之坚，空气亦得潜入其内。凡有空位，气必充焉。视之不可见，听而不得闻，气能出入其间。昔人云，地球之外，空气不能养人。迄今考究，日精气球上升，常出云外。固知虽离地八九百英里，上出重霄，其气亦足生人。虽然尤以十英里中为宜人，空气何为而要哉！死生系之，呼吸赖之，人身血脉运行，由肺过心，分布百体，复返于肺。出肺者，为鲜血，色红艳，流行遍身，又复返于肺。为旧血，色瘀黑，须赖吸入之清气，随时漂净，吐炭气，去污秽，复为鲜血。时刻如是，方存生命。若养气不足，呼吸停止，人物则不能生，所以空气诚为养人之切要，顷刻断不能无。凡人十二时中，吸入之气约二千加仑①，呼出者，当亦如是。固气之清浊，损益于人，谁谓不要，诚为卫生学之一大问题也。明矣！再统核五大洲人，日用空中清气几许，吸入之养气几何，呼出之炭气几多，关系非轻。若略欠养气，人何以生？即一人自应日给之养气不足，大缺必死，小乏必伤身体。所居之睡房，若空气不能到，身必觉不安，或头重作呕，或眼花头晕。若多时欠吸空中清气，肺能生病，血质欠活动，身体渐黄弱，百体随之亦坏矣。凡欲免损身体之患者，须知养人之气，当为紧要。究竟空中养气之

---

①　加仑：即加仑，量词，英美计算容量的单位。英制 1 加仑等于 4.546 升，美制 1 加仑等于 3.785 升。

分别若何？即如每千分天空之气，纯养气占二百零九分，轻气占七百九十分，余一分炭气，并些少杂气。此即圜球天空中之空气，其数如此而已。如于旷野平原，树木鲜少之处，则多水汽、阿摩尼亚①气，生物质、硝酸质为多。如于城郭市廛，人烟稠密之所，则气易浊，炭气必多，察其缘由，则有五：

一、由人及牲畜、昆虫、微物，曾经呼吸养气，为己用之气。清气已被吸用，呼出秽气、炭气定必加多。

二、由人焚烧、烹煮，轻、炭两气阑入其气中。

三、由制造、燔炙，化出异味，且每夹灰尘，扬入气里。

四、由污秽、腐物、粪土、渠道，生出之秽气，升上空中。

五、由生死百物，变质沤化，毒味发出，夹入气中。

是皆足令其气不洁，统核其端有二：一为气质，二为实质。实质为何？炭灰、禽畜、毳毛、花菜之粉、树木之皮、五谷、豆面之浆、死物化出之尘，日光之下，窗隙帘罅之间，浮游往来者，目所共见，则谓之实质。气质者何？炭气焚化木草之烟，硝磺升上之气，沟渠尿粪发出之气，阿摩尼亚及诸杂质秽污之气。两相比较，仍以实质不洁者，尤为损害于人。其故若何？因其实质，由吸而入鼻，粘于肺内，即令人不安。如系腐物、灰尘，更易致人疾病。固知微质夹入气内，则凡秽浊、微虫，在所不免，祸最惨酷。时疫流传，其苗实基乎此。譬诸人往问病者，其人所沾之病，属传染人之症。若问病者，吸其呼出之气，自能感受同样之病，可不慎欤？此一证也。又如制造工匠，如打铁、打石、造香、舂米、茶仔店、纺纱、缫丝、灰匠、泥水匠各等工作，其近所微尘太多，随时吸入肺腑，其患咳嗽、肺腑内伤者，比别样业艺之人为多，此又一证也。总之，气非

---

① 阿摩尼亚：氨（ammonia）的音译。

清洁，无论混杂有何气质，或实质，皆能生病。试困一人于生气不足之所，令之久座，必觉不安，心神即忿闷。又如坐观剧场，或坐渡船舱中，人气太多，而炭气更盛，即见头晕呕吐等弊，无不共觉。一出船上，立于生气所到之处，立即如息重负，浑身舒泰。盖离浊炭气，而得清风故也。人或蟄处一室内，原有之清气，一经吸用之，若欲再用，则清气不足，长用必不能养生。又奚足令鲜血轮换，逐却旧炭气，而易新哉！故恒有头晕神倦，甚且呕吐，若人习而不察，终必损胃厌食，损身减生，肌肉消削，皮黄瘦弱，四支①衰颓，久则肺症生焉，是知养气之不可须臾离人也。若此更知卫生之道，吾人不可不讲求。至于乡村之天气胜于城市，乡居之人饮食虽淡薄，而体多坚壮强健。城市之富人，每日饮食肥甘，反多体质脆薄。可见人之壮弱，非全关饮食佳美，便能生津活血，强壮人身。尝观城中贫民，新居是陋巷，衣食常污垢，气多不洁，则此间之居民，面目多属枯槁，疾病常多，一有传染，死亡狼藉。年来疬疫滋生，必盛于此地。又见乡中贫苦之流，百结悬鹑，一盂粗粝，转少疾病，死亡鲜见。吁！奚足异也？无非得清气之洁，而卫其生。天气清，养气盛，可能压制微虫，断无大害之虞。而且每日饮食劳动，常获养生之益，克胜外受之损，虽偶患微恙，亦易消除。且血气既壮旺，可能抵御微虫，免近于身中。近来，泰西医师经验治痨之症，不在急求药物服食，而贵择清气常多之地而安居，长使病人多纳清气。故每择其村外清景幽雅之地，建立医院，又考察该地之寒暖合宜，四周之空气清洁，务使病者常时得吸清气，借此聊补气血，除却肺中微虫。从此换新血质，虽坐立饮食，亦常在晴空之下，即夜间眠睡，仍不入室内，仅

---

① 四支：四肢。

以布帐遮盖床顶，而避霜露。每三五日测其身加减重数几何，既见奏效良多，又将不染肺症之人，如法试之，亦坐谈于清气中，卧眠于清气内，以一月间增重十磅者有之，三四十磅者亦有之，此则大异于常矣。从此□可知养气为养人最要之粮。清浊损益，相关甚大。若人长得生气清洁，可能卫生，长吸浊秽之气，易于生病。观夫近十余年来，时气不正，急症常多，道路死亡枕藉，岂不令人触目伤心乎！夫人稍有知识者，可不慎所推求，早择卫生之术耶？试更进鄙言，查究验空气之法，计有六条。

第一，须查空气压力轻重，则宜考之于风雨表。

第二，须查空气之寒热度数高低，则观寒暑针。

第三，须查空气之干湿度数轻重，则观干湿水银针。其法用水银针两枝，一用湿布扎紧，一头使其布常湿，与干针两相比对便知。

第四，须查风之猛烈轻清及所来之方向，则建定风旗于屋上，验之可知。

第五，须查电力之多少，如欲察之，宜置接电筒，但此须熟谙电学者，方能算测。

第六，须查天之降雨多少，亦宜置一量雨器具以测之。于上各器，西人药房或钟表洋货铺间可买之。

寒暑针与风雨表二物，皆宜挂于有风、有光可到之处。最好安于骑楼帘下，方能有准，若安之屋内，则又不同。量雨筒宜放于无树木、无房屋遮蔽之地，阅一昼夜二十四点钟内量一次，方能定论。若量雨器于二十四点钟久，每百方尺积雨十寸，则每方尺得雨一寸。风雨针于将风雨猛烈之时，忽而跌落，则知天气重、压力大矣。此际，凡旧伤口及骨节间，必增不宁。新伤口必流脓水，病人之肌肉增软痛，皮肤变换，知觉异常，常人或不知其故，动物多有知之者。医家于此时不宜割症，必须候风雨针渐高，干湿表相去不过五度之远，为合宜矣。若两表同度，则知温气重。若两表骤降，则羊吊疯、颠脑症①诸病窃发，而病亦因时递变矣。又如春冬两令，人多伤风咳嗽。夏秋二季，人多腹病、疟疾。近有更多疠疫、霍乱。噫！天气之有关乎人之安危者，岂不要哉！说者曰：子言诚是。怎奈空气一用，不能再用，将何以续生命乎？可恨余生也，晚居数千年下，堪叹空气无多。而供恒河沙数人之呼吸，岂不尽将空气化为己用之浊气，而灭尽人类耶？悲夫！余更进而言曰：天地之大，若不循环变化，则天地亦老死久矣，人类亦灭亡久矣。然究其所以循环变化，改恶为良之法，亦分数款。用植物吸食炭气一也，天降雨水洗净浊气二也，又以江海溶化秽气三也，发大风鼓荡毒气四也。盖天地之间，自有神力，又有漂力，自然化去污浊，而换清新。天道循环，周而复始，故人至今仍得以生存者，实赖此耳。其理最显，子其醒之毋惧。

---

① 羊吊疯、颠脑症：一种发作性神志异常疾病，即现代医学中的癫痫。

第三章　论土

卫生道之所谓土者，非仅言泥土之土而已。总之，有关涉与人居住地球上之面层，或山，或石，或砂，俱皆属土。而言其所分别处，有形式、高低、平坦之分，有洁净、污秽之别。人生于世，俱建居于地上，屋之建于洁净合宜之土，则沾益。不洁之土，易生病。因土有硬软、湿干、实松、净杂之不同，虽石之最坚者，亦作土论。且土亦多藏水、藏气，多寡不等。此篇之论土也，论在地球面上，人可安居之一层是已。

土中其有水也，磅礴顽石，水亦藏焉。如其不信，请先权一石，记其轻重，研碎曝之于日，干后再秤之，轻重相较，足征水之多少在焉。查砂石，每丁方尺可藏水二十七斤之多，松砂五十四斤，火石粉每百分水占十三至十七分不等。净泥即无砂石、水质混杂之土，十分至二十分不等。田园泥即耕种之泥，必藏水三十至四十分之多。所以择地建屋，不可不讲究该地之土，是否净洁，或松，或实，或水多，或松砂，最为紧要。若土松，水可藏，气可入。若水多，地必湿。若松砂太多，水气可入，微虫从此生矣。微虫能生长于其中，别种生物寻微虫而食，日久死生必多，则变为秽物，质即成不洁之土矣。且土最易生贱物，如苔莓、蒿草，易招微虫聚于其中。由贱物微虫之多生，死物亦必多屯聚，最易霉烂，化出臭味，变成秽气，令人不乐。闻之久，闻必令人生病，损于卫生。所于瓦砾堆积之地，人工填平之松土、秽土填成之屋地，为害最烈。因此，土已经污秽，不洁之质必多，在其中易招微虫，喜聚其内，加以不洁微虫之来侵，发出恶气，冲起屋傍，运入屋内。人吸入肺内，虽不即见害，终须遗害，故防不胜防，不如不用此地为妙。是则，不但立地基建屋，宜择洁净之土，即砂泥、砖瓦、灰木石各料，亦宜择洁净之质，可免秽气发生之害。譬之谷粒，如藏之于仓，虽数载亦不萌芽。若置之于种植湿地，一到春令之时，必然发生。污秽之土、不洁之泥亦然。人若居于不洁之屋，或不即生病，惟至其时，病必生焉。因其毒害，必由邻近不洁之泥土而传，故人须当审择。至于何土为最洁，无毒气在焉，无秽水能潜浸，按博物家考察言之，其土非深至地下二百尺至二百五十尺，难得洁净之实土，方无秽气、无生物之质在焉。若在松土或浮土之下，必为水气存贮之所，每多不洁。若能用善法，开通深渠，疏去其秽水，使土常干而不湿，亦可免此弊。

　　按：土尽皆有水，上节已言之，今复详叙。土之有水，原由天降之雨潜入，或由高处之泉流来，多寡不等，即坚石，如香港之青石、麻石，水亦有藏其中。计石丁方一尺，每有水一斤。水已能入，气亦随之而入。若果清气、净水，仍无防碍。倘系秽气、生物、微虫，随之而入，日久变为不洁之土，难保不生损害人之气质。若土是砂，地即砂堆成之土，无污泥混杂，理当洁净。惟其易藏水、藏气，则虫类亦易生，始终不用为妙。虽砂之上加一层石灰涂面，气亦能上升。必择实土，如黄泥质，不湿，无杂物，不生青苔，可作洁净之土，最合建居。其上仍须加坚灰一层，而避秽水、秽气上升，用石砌成地基，上而建屋，虽云可避不洁之弊，然石罅须造周密，庶免秽水侵入。若石质暂生苔变质，宜防微虫藏诸石中，日久又能生害。大凡人择地建屋，必须择其干爽洁净之土，无生物、禽兽、尸骸埋葬其间，无秽土，无塘泥，无园泥，无沟渠泥之类，方可无后患，而有益以居人。切不可用不洁之土，而填地基。至于屋宇之方向如何，渠道如何，再详于造屋之篇，阅之自明。

第四章　论水质

今夫水为人日用所必需，非独人为然，即飞潜动植，亦莫不然也，故宜审择。选其清洁而无杂质者用之，方免生疾，而益人身。查考水之本源，由轻养二气互合而成。始由日之热力吸引，如地面上、湖海江河、池沼之水成气，上升空中成云，遇寒冷空气，凝结水气，又遇大风撼籁，复坠散而为雨，注于地面，流于小溪，由溪入河，由河入海。余或渗漉地中，积而成泉，此水之循环往复变化者也。夫为人饮食所需之水，审择宜精，其法究何如哉？必取无杂质、无微虫、无毒气、无异味者，方无损于人身，而有益于形体。余则供盥濯、涤器物、洒扫房屋、沐浴等用而已。凡究求水之合用与否，非徒恃目之所及见，口之可能尝，便以为合用之确据。倘不知其法，鲜有不误谬者。盖因水中恒有盐硝炭①、阿摩尼亚、微虫、生物腐变之质夹杂其间，倘有一于此，亦足为害。按：泰西卫生家考验犹慎，恐眼目口鼻常不足为准，仍必须凭化学精详细究，复以显微镜窥察之，二事俱得无异。杂质虽有些少，测其重数若干，有无损害，然后敢证之，合供人之饮食也。查水中微质，有非目口能辨别者，关乎人之饮食损益，极为切要。惜吾华人习而不察，常失卫生之道。年来疠疫、霍乱、痢疾、疴呕、虫积等症，流行遍处，常多由水之传染而来也。西人考究独精，凡有益于身心者，无不推求其极，如有损于身心者，莫不毅然改革。西人立洁净局之初心，得非为卫生而设也乎？世人每以雨水为

---

① 盐硝炭：硝酸盐。

最清洁之水，余曰未也。缘因未雨之前，炭气、微虫、毒物散漫空中，雨丝下坠时，每有粘洽，牵混于内同下。其水不洁可知。若待滂沱大雨，越至二三点钟后，垢秽涤荡无余，方可称为最洁之水，食之无伤。至于井泉，则有深浅之分。如穿过地下，隔砂见一股清冽，流行不竭之水，即俗所谓地脉泉者，查无矿质，可合人用。若夫浅掘土面，入地不深，实则沟洫垢污，流通潴聚，秽味、咸涩、色黄、浊气腥膻，此等水用之盥濯洒扫，仍恐不宜，况供人之饮食者乎？倘误饮之，其不传染伤人者，亦鲜矣。盖化学家有言，江湖池沼之水，无一不含秽浊，而潴杂质。则涧溪污潦，更有甚焉。然则以何水为合用？最好大雨后之雨水，及实土之泉水、用甑蒸出之汽水，庶乎近焉。余更进其详，胪列于下。要知水经着地，难免有混杂质，只分多少之数，如每水十斤内，灰质①二厘，亦无甚碍，识者贵乎善辨。

　　凡水有盐质、灰质、硝质、阿摩尼亚质、生物质、矿质，皆不宜饮食。惟只灰质些少，则为无大害，如无更佳。倘盐质、硝质在其中，多系已死腐化之生物潴聚在内，计为最险。如阿摩尼亚味重，则有生物质混杂无疑。虽少，亦防有害。由此易生毒质，防不胜防矣，是不宜用为要。兹将不宜饮食之水列下：

　　一、久停贮不流通之水，死水如池塘、湖凼，壅滞沟洫，太平井水之类，切不宜饮食。

　　二、经田园种植，或矿场，并机器厂、制造局，流来之秽水，不宜饮食。

　　三、近坟墓，或畜牧之所，或藏贮，或流过之臭水，不宜饮食。

---

① 灰质：依文义，疑为钙镁混合物。存疑待考。

四、泥皮浅井之水，多藏纳沟渠水而透来，每有盐质。此质与人日食之净盐有别，常混淆毒物，久用即伤害人，故不宜食。

五、虽深井，而有异味者，宜细心考究明白，防有矿质，又不宜食。

六、近厨厕、阴翳渠道之井水，亦不宜食。

七、存贮日久之水，因水有吸力，凡空中微虫、炭气、秽浊之物，皆可吸入。若人饮之，必易生病，更不宜饮食。

八、如水喉①，或干，或满，空气藏喉内，亦能令自来水不洁，亟应随时考究。且水喉多系铅质造成，铅能自化，混入水中，变为铅毒，更当详察。

可供饮食之水列下：

一、地脉水。如考究无矿质者，可饮。若有铁质些少，不防，但不宜以之泡茶，若用之必变为黑色。水内如有矿质，若常饮之，令人肚痛腹疾。因矿质中有小尖硬利角微屑，能刷伤肠胃内皮。且矿质每有信石、硫磺诸毒物，服之均能伤生，不可不慎。

二、长流水。如瀑布、山溪清水、清净河水，自有漂力，足能化去污浊，仍须用沙漏隔过为万全。

三、大雨后之雨水。

四、沙漏水。即西人所制之隔沙漏隔净之水。

五、用机汽甑出之蒸水，仍宜防炭气太多，及铜铅铁质为要。

辨水性质有四法：

一、水色不清洌，知含泥质。

_____

① 水喉：粤语方言，水龙头。

二、水味咸涩，必有盐质或灰质。

三、水虽清洁，而味不轻淡，必含杂质。

四、水有酸味者，定含矿质，或腐坏生物，或阿摩尼亚，以显微镜窥之可见。

验水之法有三要：

一、欲验水有无灰质或矿质，先以盆盛水，次和番枧①校匀，少停，若水面起有硬皮镜面一层，则知有灰矿质也。

二、若取水存贮樽中，三四天无变色、无生浊、无异味，可为合用之水。

三、水有可疑之处，或色不美，或味酸咸，宜用砂隔净。倘经砂漏，其可疑之处仍存，则此水不可饮矣。砂漏有数种，曰炭精，曰散砂，曰蠲枝。近日新造之砂漏，更为适用。如居于僻处，非通商口岸，不得而便买者，则以竹笋一具，底先放洁净白布，上加小白石，再加幼净河砂，复加粗京炭一层，面用粗石压紧，以此代砂漏，亦可隔多少为患之物，毒质亦可稍除过半矣。

---

① 番枧：粤语方言，肥皂。

第五章　论气候

　　吾人所居之地球，其形圆式如球，故名地球。其动则由西旋东，一日一转，而分昼夜，环日一周，而成年岁。因其循轨道旋转，故方位不同，遂有四时之分，部位有寒热之别，冷暖各殊，天气之干湿、风雨之多寡亦异。致使各匡水土，人类生长均有区分，此地球外之界限也。至地面上之所分别处，地则有高低、平坦、窄阔、深浅，山则有山峰、山障、山谷。各处之风云、雨露，气之干湿、轻清、洁垢，不能画一。人居于其间，合宜与否，安可同论？如欲明地球大略、寒热之分，须识地球之部位，地球之中为赤道，其南北为温道，其次为南北寒道，又其次为南北冰洋寒道，与温道为邻。赤道酷热之时，寒暑针由七十七至八十一度，暖度由六十八至七十六度，此二者为赤道中平常之天气。五十九至六十七为平和度，五十至五十八则清凉天气，四十一至四十九度微入冰度，此三者为不寒不暑，南北温道之天时也。寒道则三十二至四十度，三十二而下则为冰道。□地球之东西，可通轮船往来，故其地可考而知。至南北之极，冰雪太多，阻人游历。即在南北居住，人迹甚稀，由古至今，尚未有人考究其详。为穷两极，捐躯舍命，身葬于冰地者，不知凡几。近有欧美之博学士，用最新式之御冰船、轻气球、电学机各器具，穷察两极，尚未回来，不久谅有可闻。然后可详两极之星象，天时地利，各种形象矣。至论赤道天气，四时皆炎热，四季若不分，缘其日光最正，自朝至暮，炎热异常。惟入夜后，比之温道夏天，稍觉清凉。盖吸日之力猛，露水亦多，虽无春夏秋冬，互更寒暑，而每日早晚，更换天气，一日若分四时。因日光猛烈，吸力更重，雨水常多，草木畅茂，百卉屏蕃。男女生长略速，婚嫁略早。土人皮色近黑，皆因日光猛烈，气候水土使焉。长居赤道之人，忽迁居于温道、寒道，更换水土，必换回温道血度，方能安居无恙。

论中国，则居于北温道，新金山居南温道，俱有四时寒暑变迁。土地出产，民物蕃衍，皆得中和天气，人之皮色近黄，间有棕色者。寒道之地，长年寒冷，暖热仅两月，人多高大，皮色皆白，亦天气水土所致。天地生物，各当其宜，如将赤道之花木，移植于冰道，鲜能得生，间有得生，亦必盖护温暖，变易性质，方可生长。独人则不然，人赖卫生之法而补救，亦可暂居。虽可暂居，究竟其性不乐，常觉不安，亦因天气、水土不相宜也。地之虽同一道，其寒冷、湿干、风云、雨露，亦有不同。其故因各地之大泽、深涯、茂林、草木之盛衰，天气之干湿，日光之吸力，雨水之多寡，风气之凉热，各有不同。

夫天气之不同，尤关乎风之运动，为一大问题。而风之运动，虽千里可以牵合，如其经过洋海，其风则渐次生凉，行经陆地、少林木多砂石之地，则渐次化热。冷风可抽去人身之暖气，热风亦加人身暖气，此理昭然，人所共知。秋风能减去人身湿气，秋天时候，百物干爽，此其明证。摇扇取凉，减汗之法，无非风动之力，汗去，身则渐凉，又其证也。惟海上之风，未常一律俱冷，亦非一律皆热。有冷有热，随时更变。苟风经过海面之时，海原气热，则风之热度，自然增热。海面之气凉时，风之经过亦增凉。故海洋亦天气之一大机关，变更寒热之基础也。空之云雾，大半由海受日之吸升而成，雨则从云而成。因天空之冻气感之，雨则下降。地若多高山、密林，常多沛泽雨露，且多候雨。山愈高，气愈寒，质愈清，林愈密，热愈减，此自然之理也。凡高山每上三百尺，必增寒气一度，再高，则气之冷更加增，由下至上之天气，如人由南方直行至北，所觉之天气更变，同一理焉。山高必多空中冷风，林密则减少日光热气。山之高，其气候不但异于平原，其压力亦因高而渐减。以海面起计，每方寸则约有十五磅空气压力，升高千尺，仅得十四磅半，逾高则递减，约每千尺减压力半磅。压力轻，则人身轻，精神较爽。夫风行由高而下，自觉空气之压力渐轻，热度渐减，故此风来必凉，可以吹散地面之热气，及人身中之暖气，令人之皮肤觉得清爽。从此思之，风气之于天时，关涉人生，可谓要矣。树木丛密，可有力足御寒气，且能拒热气。若地当空旷，日光照时则热，日落时则冷。惟是沙漠中之热度，更变凉气则略迟。倘有密林丛木，而人立于树下，稍觉阴凉。若寒冷之际，人立于密林间，亦自觉温暖。盖树木可以拒寒，亦可以拒热故也。而树林之能拒热气，则因树身湿润，每藏雨露，足以供日力之提吸。又其可以减寒气，亦因树身有炭气，林内可藏暖气，足以匀淡冻气，故冷度则稍减。总之，植树木之用，可以减少热度，又可减少寒度，故人居之屋旁，宜多种树木，以卫寒热，收纳所有炭气，由其漂力加清空气之用。由此观之，植林木用卫人生，其有益于人也，岂不大哉？再查春夏天气，多潮湿，有时虽吹南风，略觉干爽，还觉潮湿。惟秋冬天气，则长觉干燥，虽有时润湿，亦无春夏之甚。人身疾病，关乎天气之损益者极多，吾人必须略识天时之变幻，而助卫生之益。如春夏天时候，人多患伤寒、呕泻、霍乱、肝病，秋冬之间，则多咳嗽、喘气、肺病、疟疾，皆由倏然更变天气，而寒热或加增，或减少，若一时不谨慎防避，寒暖之卒变，外感则侵入人身。一年之中，以秋天为最平和，气候甚为可人，惟是每每小恙加多，缘由天气更换，早晚寒热不同，时冷时热，一时衣衣不及，关顾防避不周，遂易染病。南风虽凉爽，郁湿常重，亦易令人眼之光力微减，耳之灵便稍除。身体闷倦，兼生脑痛、头晕各样外感。身体弱者，犹觉先知。壮者或因气力强健，尚能抵其患，染病较难。试观北风猛吹，最易令人生喉痛、伤寒、胸膈诸症，且令人肌肉消削、酸痛、大便闭结。若冬夏之间，寒暑依时，冷热不变，则民间疾苦亦减少。如今年之冷热逾常，则疾病死亡必盛，一日之间，如寒暑之度数迁者，则倏然增减十度之外，最为伤人之候。此时最宜留心体察寒暖度数，加意护持身体，庶几可免外感之患。逢此时候，年老人或孩童，及弱质之人，并已卧之病人，必须拳拳在念，珍重提防，实为卫生防患之要诀。凡当寒暑忽然变更之后，每见居民沾恙者必多，此其证也。惟其起病之迟速有不同者，不过因壮弱之分而已，故余谓天气为卫生学之一大关键，岂虚语哉？

第六章　论住场屋宇如何建造方为合宜

　　屋之为用，首取其能蔽风雨、御寒暑、防盗贼、坐卧、饮食各用而设。人于昼夜之间，除行船工作等外，在屋之时候居多。以卫生而论，不得不有关及如屋。若人居之有碍，住之必不安乐。非吾国人之所谓风水，所关丁财贵福禄寿而已。计人之坐卧在屋内，饮食在屋内，操作亦在屋内，倘失卫生之道，而康宁疾恙全关在此矣。

　　屋宇建于平原，与建之于高山，大有分别。若建屋于高山或茂林间，所纳之天气、雨露、风云、地气，住之不但能令人壮健，疾恙亦必少除。

　　论天气之于屋宇相关，人当须知：

　　一、天气供人呼吸之远近几何，可能养人之气几何。

　　二、人必须养气吸入，人身得而有生，虽须臾不能离。

　　三、天空气中，清洁之气若干。

　　四、天气因何变浊，又其中浊气之性如何。

　　五、人吸浊气有无损害于人身。

　　环绕地球外之空气，可供人用，再远则养气略减。无养气之所，人不能生。养气之为要，诚大用矣。凡居住屋场，宜察其养气，可至往来不息，用之无穷为要。人需养气吸入肺中，藉漂净浊血而养血轮。人既知养气之不能无，则不可不时刻提防欠缺养气，屋之内外空气是否清洁。若炭气多，秽气盛，宜多开牖户，使清气常入屋内。清气由人吸之，而用不久，屋内之气渐浊，炭气盛，则不能有益而养血轮。人若长吸浊气，血轮则乏灵动，百病随之渐生。要知天气与天时不同，且与住屋相关。请观下列各问题，方知其关要。

一、论天气与天时，则须用量天器，而测其端。

（甲）测地球上人所居住圈内之空气压力之重轻。

（乙）测地球上人所居住圈内之空气寒热之度数。

（丙）测地球上人所居住圈内之空气温暖之度数。

二、论空气之加减压力与人生之关系。

三、论空气之寒热与人生之关系。

四、论空气之干燥寒湿度数与人生之关系。

五、论天时水土之分别与人生之关系。

六、论地球中之水土天气各处不相同。

七、论水土之不同由天气之变幻。

八、论地球上之土地，每同经纬线度，而天气何以不同之理。

九、论时症之出于时令，并何处之天气为患最深。

惟吾人心力之所能为者，只可考察屋内供人呼吸之气，及屋外所来之天气。屋宇之为用，上既略言，不拘富人所居之大厦，或贫人所居之小庐，俱是屋宇。无论华丽朴实，总之建造得宜，方可有益于卫生。故建造屋宇，宜择其合乎人居之益。首要可纳太阳之光，其次能接清气入户，并左近有养眼之境物，能令人心旷神怡为首务。切勿效愚昧人迷于风水家之说，专求富贵功名利达者，勉强改其有益之方向，或者地基本属可建居之场，惟所建之屋宇，与卫生道大相反对，则变为害人之屋宇，此弊应宜设法除之，则不至将可安居之场，反为无益人之屋。盖屋之优劣，非在乎美料华式，全在乎建之得宜。若材料洁净，泥土砖瓦无损人之质，又常得清气透入，人居住之，可免损害，是为最要。每观贫人之屋，材料粗朴，所值无多，竟为益人之舍，无非其建造得宜之所致耳。

屋宇之建造，固贵择乎地基，而又贵选乎方向、材料、品质，宜审有无损害生灵通气之窗，及天井日光之可能照及否，吸日之热度，并能贮藏热度几何，接雨水之盖若何，出水之沟渠若何，最为要着。

一、论建屋之地址

以地址而论，必须选择其居住合乎卫生者，实非容易。若于乡村人烟寡少，屋宇稀疏者，犹可费小钱得一好地址。若于城镇或制造之场，虽能择其佳者，犹不能避邻近之住屋狭隘，而且机器制造遗弃之秽屑，常有不洁之损害。故可知所有城市中稠密之住屋，难得卫生之益也。至于择地址，可者为最佳。不论何方何地，该地段须得泥土干净，非人所弃之秽土而填成者，可能建屋。倘地段湿润，又当提防湿气上升，易生疾恙。如欲其不潮湿，宜于地下二三尺深，开一二沟渠，用砖砌成，使地底之水及秽气，藉此而出，减少湿气，方可无碍。每见屋之建于湿地基者，半壁皆湿润，甚至湿丈余高，缘其屋下之水气上升，及其墙之吸力甚大，湿气渐升，秽气亦随之而起，难保不生毒气，而有损于生灵。

若夫地址既合，尤须择其方向得宜，及其形象可观。即如得山川之悦目，四面有茂林青苍，玲珑翘首，一观精神爽快，切不可贪好龙脉形象，而失好方向，是为上策。方向之要何如？则当择其坐向，可纳清风明月，日光照耀，为得宜居住之屋。不可全无日光映照，又不宜终日有日光猛照。以吾人所居之地位而论，原不能与北方相比，因北地冷多热少，欲求多得日光，而不可得。中国之地，居于温道，广东为温道之南，邻近赤道，年中暖多冷少，虽冷，亦无北方之甚。至方向之要，犹取东南方向为上，西南方为最不相宜。若长向东方，该屋由辰至午，日光直照，来免热度过多。向西方，则由午后直照至入暮，且午后，人多歇息，坐谈屋内。如向北方，则少得日光照耀。如正南向，则得日光太多，常由上午九点钟至夕阳日入乃息。若坐东南方向，则由日出始照至午后便息。何以取此？因凡住屋之前座，多为客厅，即谈坐饮食之所，每于下午后用之为多，斯时日光既过，不觉其热。如向西南，夏天必患西斜之热，令人坐卧不安。总之，四向相较，则以东南方向为适宜，必无疑义矣。且夏天时候，可得南风吹来，减除热气，令人觉得凉爽。且年中全得正南风入户无多，余时而东南风为多，故宜择东南方向，更胜于正南向。如向北方，得日光固少，断难得南风入户，夏天时热度加增，天冷时北风直入，寒冷加多，真可畏也。至凉热之加减与否，人皆知之，无烦赘及。

二、论建屋之形图

富人之建屋多注意于雅致美观，少留意于卫生损益。惟贫人之屋，则只求其可能蔽风雨、避寒热，无暇点缀华丽，故人建屋不宜过贪雅观，反至无益于居人。不论图式如何，虽择通风气、宽阔舒畅、日光得宜为贵。如目前香港中之铺户旧建者，仅得前面略有清气运入，其后座前藏烟煤、藏浊气，难保久住不生疾病。间有屋后加多天井、天街通气者，其害稍轻。每见少年人初到香港雇工，血气甚壮健，一年半载之后，虽无病恙，而皮色亦渐变为青黄，甚者或脏腑受痨伤、咳嗽之症。及回去其家乡，闲住数十天返港，竟然血气不同，略觉强壮。此无他，得清气之供给，生其血气使然也。又见工艺职役人中，不慎于卫生，不知洁净住所，长住不洁之屋，日久成内伤病不治者，指难屈算，无非关乎不洁所致也。至图式之要，在乎通风气，兼有日光映照及洁净，为有益无损。尝见极好之屋，因住者不善于洁净，将通气之所，蔽以门帘、板扇，使清气不能流通。甚或堆积秽物，臭气渐生，则虽合式之屋，亦变为失宜之居，从渐有损于居人。逐年港地疫症盛行，难怪洁净局严行防患之例。至于建造屋宇之材料，何为合式，此则详载于工程学内。御寒之法，南方人居之屋，非比北地寒冷，亦可无容设火炉。惟在须设之屋，宜防炭气过多，伤人肺腑，则宜多设屋背通气筒，使炭烟消去为妥。日光入屋，实卫生家为最要事。住屋无日光到者，必不合人居住。大凡建屋，宜讲求窗门宽大，可能配合前后座有光到者为佳。睡房尤为紧要，睡房有窗，则清气可入，日光可到，蚊虫木虱亦必少生。然又不宜日光直入太多，致使房中热度过甚，不能安居。如向正东方，则可加一小蓬，略隔日气，惟不可阻止日光透入为善。譬如人着衣，一般不衣则冷，衣多则热，惟着之得宜，则觉自然无碍，同是理也。

　　夜间所燃之灯，不论煤灯、火水灯、豆油灯等，俱生炭气。惟电灯则虽燃炭力而生光，但不能化出烟质、微灰质，而损害人。曾经详考，凡一盏灯当燃之时，发出之炭气胜过一人吐出之炭气。其发光之缘由，实因有炭质之物燃烧，方能显其化出之炭气，变为微小烟尘。用显微镜细察，可能目睹此炭气之毒，最易伤人，亦令人吸入鼻孔，即觉不安。故宜多开窗门，纳多清气入屋，供人呼吸。或于屋顶、天花板处开一通气筒，使此炭气上升，不能蕴藏屋内。若有清风，由窗门而入，可能将浊气逐之出外，并可漂清屋内空气，免被炭气愈积愈多，为害亦不浅，是为最要。

第七章　论沟渠当要如何安放方为合式

　　凡人欲建久居之屋宇，宜先造好地基、渠道，免至建成后，难以更改，遂使该屋常有秽气，由渠而升，居人之时常沾喉症、疴呕、霍乱等症，多由此起。倘渠道不足通流秽水，日久该屋地基必藏秽质，由秽质则生微毒虫，恶气由之而升，若人吸之入肺，百病藉此丛生。每见南方土人建竹木之屋而居，懒于整顿沟渠，一切粪尿秽气之物，积在屋下及左右两旁，或屋下有大水凼，停留秽物。日久该屋地基及左近泥土污秽难堪，所以家人常沾疾病，徒为怨天尤人，不利居住。或怨命途多舛，抑或鬼神不祐，及至迁居别处，疾恙随之亦减，实不知年来之疾病，皆由不洁、不善卫生所致。为此，使土人流居沙漠，常时迁居之所由来也。此种人类最畏鬼神，鲜有文化性情，日见野蛮，人数不多、种族不繁盛可知。卫生之学须早讲求，得而保平安、保种族。人若善以卫生，身体由之强壮，年寿由之而益长，人数由之必加增。卫生之法，实可能保国、保民、保种、保教，馨无不宜。

　　沟渠之为用，藉其运去日中所弃之秽水，使之远流，免生臭味，以致伤人。吾人建造之屋，非同南方土人之用竹木而成。凡建一住场，非独自求平安，更欲望后裔富贵荣华，百子千孙，瓜瓞绵绵，方能心满意足。倘知沟渠既能为害人，可不详加谨慎于建造时乎？如人既欲求安居，而渠道不得尽善，欲令所居之地土洁净，安可得乎？是宜预先造好渠道，然后建屋，方不至后悔无及。吾中国人，每建一新屋，进伙后，家人常沾疾恙，每多怨及风水不佳，择日不吉，神鬼所关，以故惹此灾殃，岂不哀哉！谁知该屋能生疾恙之缘由，大半由于该屋地基之不洁，沟渠之不善，造养气又不足用，大失卫生之法。余深望我同胞，多求实学，少信邪魔。凡事求其做合公理，庶不致迷于左道旁门，碍于地理风水，徒嗟命运不佳，而拂却卫生公益之大道也。果明此道，从此智识日增，文明迭进，人人讲求卫生之道，共登仁寿之天。当知吾人不第独求益己，还要普益同人，方不负为人之责任。凡屋之沟渠，宜求能时刻通流秽质，使之远离为佳，如能得有长流水冲之入大河大海更善，否则须设法，使其远离入于种植之田园，即生秽气，不能染及居人住所，方为尽善。万不可任渠水停留屋下，以致伤人。当以建造时，高低尺寸，提防慎密，可免日后成一小池，停留秽水。因屋多四方形，则渠道亦宜造十字形，使基下之秽水，即可流去，庶免潮湿之弊。厨房、厕所犹须早定，免至各秽水停蓄不远流，则必浸入地中，污浊泥土，渐成不洁。余非工务司，能详告如何材料、如何配造。总之，渠道不外疏通，必用砖石灰或大瓦筒砌成，离屋地下二三尺深，何谓合宜。

倘在城市建造屋宇，人烟稠密，更宜细审提防。城市中，则多制造，由制造，必多遗弃之秽屑流入众渠，如酱园、鱼虾铺、豆腐铺、宰屠六畜生物铺之类，日夜腐坏之臭物，每多流入众渠，时刻亦闻发出伤人之恶气。倘住屋之渠与众渠相连，则难保恶气不由众渠而来，运入屋内，混杂空气，人呼吸之，必见损害，或不即显损害之兆，日久必有害于人。故造渠必效西人新造之大瓦筒，用之砌渠，则可免渠内臭气入屋。因此，瓦渠埋地，可经久远。不但能去秽水，自有闭气之力，使渠中秽气不能上升。抑或于渠口，筑一通气管，使渠中之臭气，上升至屋顶面上，使臭气不得入屋伤人，亦善。倘于上两件，俱不能造，则惟有法，可免众渠臭气冲入己屋。即由众渠与私屋渠相连之间，开一小深井，有水通流，众渠之秽气由此上升，不至透入小渠。惟仍须时时提防，有无秽物停留井中。若见有秽物，即着人挑起，丢弃远处，并常用水洗之，方为全美。

防秽气损人之大要，大概如斯。至该地如何建造沟渠为善，并用何等材料，可求画则师、工务司指示，必然妥当无疑，惟须记其大要有六：

一、不应建私家渠与公众渠相通。

二、所建之渠，须能紧闭，秽水可去，而臭气不能来。

三、建渠须用砖石，砌成于地基下二三尺深，秽水可去，不致停留。

四、宜于众渠并私屋渠之间，开一渠井，常时洁净。

五、须知秽水易变腐坏，恶气由之发生。且此秽水浸入土中，必生毒气，损害于人。若渠内之恶浊，混杂天气，人若吸之，必入肺腑，亦能生病，故宜防之。

六、凡住屋渠，须时加审察，常看有无恶味与否，如有，即着厨役，勤加洁净，使秽水流去，是为至要。

第八章 论屋宇能通风气及居人多少之损益

人居之屋宇，可能常得清气与否，亦为要务。按上论气篇，既详述气之为用，乃人生须臾不可离。凡人于廿四点钟内，宜用养气二千加伦，方足养生。因人需得养气吸入，呼之出来，便成炭气，此炭气最易伤人。倘人将屋内之窗户尽闭，绝无外来之清气，更换屋之养气，经人吸用，若再吸之，均是炭气。若人多吸炭气，其人必渐觉头晕、脑痛，甚且忽然晕倒而死，此乃久闭窗户之故。而或房室内，又焚烧炭质，而炭气必增多，养气必渐少，人不能堪，安得不死？或问曰：此房屋久无人住，既无人在此呼吸，此炭气由何而来？曰：屋虽无人居住，而炭气亦所常有，须知此养气，非独人所必需。凡诸生物，小若微虫，亦必赖此养气而生。此房屋因无人住，而各种小虫生物必多在内栖止，且木质、地质无清气漂洗，无日光透入，必然多生炭气。况物之腐烂，更能生炭气，如房屋若久不开通户牖，则炭气日多，忽入此房屋，顿觉骇闻臭味，其明证也。此等炭气，最多藏杂秽质、腐烂、微尘。人若吸之，渐生疾恙，势所必然。

卫生家曾经考察实据，每人必需几丁方尺睡房，方无损害。依所定例，每人最少三百丁方尺，而且有窗方能合式，此香港洁净局之定例也。倘该房有通街之窗，清气可能常入，虽则不满三百尺，亦属无防碍，还要不宜多人同房坐卧为善。如一睡房仅容一人，加之一灯，如同多一人呼出之炭气无异。若此，必要于三点钟内，更换清气入房为度。倘房小者，宜常开窗，断不可周日闭塞窗户。如多一人同卧，更要异常开窗，多纳清气入房为妥。

又更进而言之，世人多有内病，如肺病或劳伤，并时气流行，常多危急之症。其呼出之气，每带该病之苗，即微小毒虫、小种质，一同呼出。若同房者，吸其呼出之气，必然染此病，与彼相同。此等毒症，最易传染于人，不可不慎。故人于偃卧坐谈之所，不可不宽阔，仍要多通清气，以除此弊。

若清气之中一千份，杂入炭气十份，人即颇觉难堪。若过多此数，更觉臭味酷人，令人吸之不乐。欲求证据，试将二人置于一大箱内，无孔、无罅，清气不能入，半点钟久，便觉不安。又延多半点钟久，或即毙命。此欠外来之养气，以应其吸，所吸皆炭气，不能养生，死有断然。凡诸睡房，应设九尺高、二十五尺地脚，方为合度，如太高，不加阔地脚，亦不合宜。吾人居此温暖地，仍于三十尺为相当，倘一房有廿尺长、一十五尺阔、十尺高，则可得三千丁方尺气位，居之必安。

按外国卫生家定例，凡一人居于一千尺丁方之房，欲得空气养人无损，须于一点钟久，换气三次。如该房左右无阻碍之物，内外常得洁净，或六百尺丁方，亦可容一人，无伤，但仍须于每点钟换清气二次。倘于此六百尺房，安置二人，必须换养气四次，可免炭气过多，有碍养生。

不佞奉劝同人，断不可惜赀财，而住小窄房位，不宜因租价昂而赁隘室。若晓卫生，必得身体强壮，便可多觅钱财。如谚云：平安便是福矣。若身体有恙，欲得钱财入手，亦难。岂不见城市中生养之小子，身体颜容，每每不如乡村小子之壮健，此何以故？非关乎保养不周，衣食不美。何以城市之小子，面色青黄，罕有鲜红娇艳之貌？皆因养气缺乏，不足壮身。且一家之中，每住人数过多，气常不清。房屋宽阔无度，而又夜间紧闭门户，四面无窗，清气从何而入？因其卫生失度，不识权衡，间或多养六畜，污秽之屑，臭气熏蒸，以致各种微虫、毒虱加多，炭气藉此亦加盛。且早晚两膳，遗屑什物，亦能变生炭气。即人换出候洗之衣服，能生恶气，而烂鞋旧袜、衣被床褥、椅垫枕头、地席之类，污垢固多，尘秽亦不少，偶不留心涤濯，无不变生恶臭，混浊应有之清气。又厨房厕所，隔夜肴馔，若经变味，均能为害。最要者，大小二便，不宜停留屋内，宜日日涤洁，更加臭水洗濯为妙。其次则日间所食之果皮、果核，并些少秽物，不应任其堆积，而生恶臭味。虽秽气无立即伤人，究于人无益。便是有损，因其吸入肺中，随渐生疾，令人不觉，及至疾恶发作，竟以为别端所致。殊不知所染之疾，实由平时呼吸不洁之气而成。因此，臭气能运秽质及微虫，故宜设法避之。

要知屋内之炭气多寡，可以有法验之。用一樽满载清水，入屋内倾之，水去则气入，再加入石灰水少许摇之，如起硬皮、色白，便知炭气已多。此法屡试屡验，请为一试，自然分晓。

兹将考验屋内之炭气多寡定例开列：

樽	气之每千份所得有炭气
二十两零六钱之大	得三厘
十五两六钱	得四厘
十二两五钱	五厘
十两五钱	六厘
九两一钱	七厘
八两	八厘
七两二钱	九厘
六两五钱	一分

（续表）

樽	气之每千份所得有炭气
六两	一分一厘
五两五钱	一分二厘
五两一	一分三厘
四两八	一分四厘
四两五	一分五厘
三两五	二分
二两九	二分五
二两五	三分
二两	四分
一两七	五分
一两五	六分
一两三	七分
一两二	八分

第九章　论衣服何等方为合宜

上古茹毛饮血①，教化未开，制造不备，人身惟藉树皮、树叶而蔽风雨，赖兽皮粗制而御严寒。及后智识渐开，棉麻葛草之布，遂成衣服。乃黄帝为始制，及至今世，愈出愈多，款式各异。究其所用，不外乎藉此以遮身体，而抵寒冷。人若不善择其体质合宜与否，抑或裁缝失度，则与人身有碍，而康宁疾恙，大有相关。故衣服必须合乎人之穿着，不在乎色之华丽，价之低昂，全在缝之合式，着之称身为上。须知衣服，亦犹屋舍耳。屋则依上所言，卫生最要。衣服则如屋宇，遮蔽身体，用之亦审其宜。色泽则有黑白青黄红蓝棕灰绿之分，质则有丝绸、棉麻、树草、波葛、厚薄之别。四季之寒热不同，衣则必有分别。是宜选其能御寒气，能存暖气，能减热气，并察其染色之料有无损坏人身，卫生有无干碍，方可获益。

兹将各色体之度数分列于下：

白色体	一百度
淡黄体	一百零二度
深黄体	一百四十度
淡青湖水	一百五十度
宝蓝深蓝	一百六十八度
铁棕并红色	一百十五度

---

① 茹毛饮血：《礼记·礼运》："饮其血，茹其毛。"

（续表）

蓝色灰色	一百九十八度
黑色乌色	二百零八度

棉纱所织之布，能存留暖气，其纱能耐洗，为寒冷地穿着，甚为相宜。如夏天炎热之时，着之觉热度加增，因其能藏热气，能引吸日光之热。若其布之色是黑或乌，热度犹甚，此夏天不宜穿着之布。

绒布乃羊毛织成，其质若丝且软，能存温暖之气，犹胜于棉，御寒甚为合用。赤道地方，鲜能久用厚绒。常用者，薄质绒布，即弗兰绒或有棉纱杂于其间者，颇合夜间穿着。弱质之人，夜间出入，着此薄绒，能避寒露。惟宜用白色，使不易吸热气。若隆冬严寒之际，宜多着厚绒避冷，虽黑色亦可合用。

麻布、夏布用于炎热天时所着，故名夏布。其质坚硬，不引吸热气，织之愈薄，其质愈轻，夏天着之甚宜。惟不宜用黑色、蓝色，而增热气，总以白色为佳。因天热着衣，汗垢必多，衣服宜常洗，白色则多洗愈白。

丝绸出自蚕茧，柔软细滑，极为美观。惟无吸汗之功，故宜常洗，方能洁净。

衣服之所关乎卫生者，有三要件：

一、论其质之厚薄疏结。

二、择其色泽染料之质。

三、分其藏暖或引吸热性之别。

余外款式如何，色泽如何，方合眼界，卫生家难立一定之例，但分色泽、染料为要。因色多染成，其中染料极多不洁之物，常见染色新衣，初着时，有一种臭味，由染料所发。若洗之，则恐损其娇艳色泽，若将染色不洁之布，作贴肉内衫，每生皮肤之疾。大人犹不自觉，幼孩更宜加谨慎。布质硬，未免能擦损皮肉，染质不佳，则易生皮疾。况幼孩皮肉俱嫩，易受损伤，宜用洁白软滑之布，为贴肉衣裳，方保无损。至于布有厚薄之分，人人能辨，亦当知时候应着何等为宜。若于隆冬时着夏布，岂能御寒？若于天热时着棉布，定然加添热度。惟其用之得宜，而着衣可以御寒，亦可以抵热。譬如一人于夏天炎热之际，裸体立于日中，自觉热气猛烈。若着一白布薄衫，比之裸体者稍凉。抑或隆冬之时，多着衣服，自不畏寒，若着单衣，觉冷犹甚。可见，衣能御寒，亦能以避热焉。

第十章　论粮食损益人当审择

　　人之生长，莫不藉赖粮食，如轮船之需机器。然船若欠煤燃烧，机器必不灵动，人若无食，血则不足。初犹能借肌肉筋骨之血而助行动，久则筋弱肉瘦，别无藉赖，焉得生存。是则粮食为卫生学之一大关切，不喻可知。凡食物无论老少，均要讲究其损益，择而用之，食之宜得其时，制之犹须得法，方能有益养生。如轮船之炉，欠用水汽、火汽，机器随之停滞。人之身体亦然，脾胃有病，则饮食不甘，消化食物，亦失功用，小则微恙发显，大则百病顿生。凡诸内病，多由饮食失宜，食物不审，饮食无期，多寡不均，调和失当，遂至肠胃受病。由肠胃受病，血气渐损，外感之疾，随之易侵，全体亦随之患剧。欲知肠胃之功用如何，必须知脏腑消化各部位，并自幼至长之变更若何。凡人自母胎诞生之日，初未有牙齿，脾胃软弱，不能消化米食肉食，仅赖母乳、牛乳而养生。此乃苍天之造化，无微不至之仁慈也。母之乳六个月久，补养之力甚壮，至六七月后，小孩渐生小牙，方能渐食米浆。惟泰西卫生，小孩犹恐其消化米浆之精力，尚未全备，故医师多立规矩，准于一年，方为合度。若于小儿未有牙齿于前，强进米食、肉食，拟作残忍，不合养育小儿之法。若其牙齿全备，脾胃可能消化各食物。然质体虽属全备，初时犹当以易消化之食物哺之，庶免生肠胃之病，而至泄泻。人之饮食，初由口进入时，而口中津液，由脑筋感动，自然流出，而湿滑唇舌齿喉各部位。由舌并齿磨烂，加之口津溶化，然后吞之入喉，由喉入胃，再赖胃中津液溶化后，通至小肠。

所有补益养身之品质，吸入液管，及胃空虚时，自觉饥饿。因胃中消化食物，需用四点钟久，所以常人每于此时候，方觉肚饥，即要寻食，此乃当然之理，人应须知。

是则，人之饮食，须有定期，兼有节制，方不失卫生养身之益。若徒饕餮饱食，不计肠胃可能消化与否，抑或及时不食，并食之过度，胃部必然不妥，从渐遂成胃病，常见疴呕、心气、肚痛各疾，多由不慎饮食所致。坚韧之食物，难以消化，积滞胃中，常令胃部生病。又或食煮烹不熟之物，易生腐气，常损胃汁。若腐气盛，胃亦随之觉胀，欲详考各品物，何为最有益于养生，当知人之身体，是何等质料而成全体。

兹将人身共合之质料分列于下：

炭气十二分，轻气九分，养气七十二分，硫磺一分，磷质一分，灰质一分，盐质，梳打，硝质，铁质，钙质即石灰质，骨质，合共一百分，并杂质些小。

于上所分之质，乃化学家称名，人身血肉，用化学细察之，则知其质，乃是以上各质相合而成。

全体之成，皆由肌肉、骨、脑络、筋肉、线、油、血并水而成。其内脏则有心肺、肝肾、脾胃、大小肠之分。若以骨肉、筋络等作硬质，血、油、水等作软质，则每百分硬质该六十分，软质该三十分，气质该十分。牙为人身中最坚之质，骨则次之。故凡人死，埋葬土中，肉质、软质先化，如气之飘散无踪。惟牙骨则略能久耐，后若再久藏于地中，终亦化为乌有之质。

人之初生，饮食之粮全在奶乳。然卫生之道，全赖奶乳中之精质，方能生智识、壮身体，但宜防其损益之关系。

兹将其中应有之质，略分于下，俾留心卫生学者，考察之。

一节　论乳中各质

列下：

人乳		牛乳	
水	八八	水	八七
胶质	三	胶质	四零六
油质	三	油质	三零五
甜质	五	甜质	四零二
灰质及别微质	一	灰质及别微质	
合共一百份		合共一百份	

以上各质，俱天然成，软质互合而成乳。惟油则常露出浮面，油之多寡，在乎乳之美劣，犹火壮乳，则油多。牛羊之乳，无甚分别，所以辨别者，仅灰粉混杂，略有等差。

乳之为用，养生虽属有益，婴孩食之合宜。及其渐长，则别种膏粱，更为有益养身。若老年人，用乳以助粮食，更有补气力，但买牛乳，宜防鱼目混珠，倘有损质，一时不慎，遗害非轻。世人以利己为心，不顾自售假乳与人，其害甚大。为此，西国卫生局设有沽乳例，限售乳者，不得侵水及别质。倘将假乳出售作粮食，查确每受重责。凡欲考察乳之美劣，须置一察乳针，将乳秤之，自然表其真假。如其乳由乳针察之，少至一零二三度者，必定沽乳，人先取去乳油，若少至一零二八度者，即可断其必侵有水于乳中，间或无侵水质，亦系取弱质病牛母之乳，人食之，终属无益。若用此乳以哺婴孩，更加有损于卫生。其余知乳，既变味、变色，饮之必有损害，不宜服食为佳。

装罐之乳，每作熟乳。奸商图利，亦常制次乳，杂而出售，更宜加意审察。见其无腐坏，且有鲜明美味者，方为合用。若其变色坏味，切不宜用之。诚恐食之有毒微虫，由微虫必易生疾病，不可不知。长成之人，每日所需之粮，则以六谷牲畜补身为善。

兹略计牛乳原质于下：

水	一四份	
胶质	七份	
油质	零五份	合共一百份
浆质	七七份	
木丝质	一份	
粉并别微质	五份	

二节　论谷米原质

如米八两：

胶质	五钱
油质	五分
浆质	六两一钱
水并别微质	一两二钱五分

米为吾亚洲人所必需之粮，藉赖而养生。若烹之不熟，其质坚韧，则难消化。凡饮食之物，须择新鲜、软滑、脆嫩为佳，犹必须烹煮熟透为妥。熟饭若久存，由空气所感，则变酸味，不宜用之，虽曰无大碍，究之其味改变，其质必腐坏，微虫必滋生，用之非徒无益，而有害也。

三节　论鱼肉原质数

鱼有肥瘦之分，若肥则油质多，瘦则油质少，兹略分于下：

	肥鱼	瘦鱼
胶质	一八份	一八份
油质	六份	二份
咸质磷质	少许	一份
水质	七二份	七九份

　　鱼虾之出处，由江河、湖海、池塘出产，其种类各有不同，而供人食用，损益亦有差等。鱼有肥瘦之分，鱼之出没，各有其时。每于春天多见之鱼，冬天绝不见踪者，或冬天常见，而春夏天所无者，此皆因其出产，仍藉赖天时气候以长养也。由此观之，鱼之肥瘦，亦各有其时，所以食鱼应择鱼当肥壮之时，方有补益人身。鱼当何时何捕，可①时应肥，渔人无不知之。惟渔人只知图利，每不分其时，乱落索罟，常欲一网打尽为快。更有将腐坏变味之鱼，设法制之，哄骗人买，其害非轻。凡鱼虾必须于生活时，烹煮而食，方有鲜甜之味，可能益人。若鱼虾本质已经圬坏，人食入腹内，不合肠胃，常多呕泻，难免疾患，故宜细心防察，而顾卫生。

　　近二十世纪，格致之学力，更进考出。海中生物较之陆地生物，种类更多，有水族之生物，陆地上尚难以名言者，不可胜数。昔日以为海之深处无鱼，谓其因海之最深处，养气必少，其实非也。近得考出，虽最深之海，亦多有水族鱼类在焉。其能得养气而生活者，则因海水之涨退，风潮之翻动。虽天南地北，其气可通，但各处之寒暖气候不同，出产之鱼类各别，有生于彼海，总不见于此海者，其明证也。然鱼已有深浅出产之不同，如其生长于深水者，不能居于浅水，或产于浅水者，亦

———————————

① 可：疑误，恐为"何"。

不能住于深水。吾人所食之鱼，俱是生长于三千英尺深以上者居多。若鱼生长于三千英尺之下者，不能居于三千英尺之上，故捕之不易。近查一万英尺下之鱼类，其形式，其质体，比之浅水鱼类，更有分辨。大约鱼之在深处生长，其电光颇胜，使鱼目光力略猛，易于觅食。若置之于三千英尺以上，多不能生，因其未受惯日光，未受惯此风潮气候。常见一万英尺深之鱼，游上海面，则渐死，或不即死，必不能耐久。有时被海浪之流动力所逐，将一类之鱼逐奔别处，因其气候不同，致使群鱼同毙，其骨遍布海底，每至数里之遥。可知水族中之生物，犹遭意外之劫，亦犹人类之遭水灾耳。此海中水族生物，大概长养之形象也。

四节　论畜肉类

肉食为人日中所必需，若欲全数备载，实非容易。各肉食既不相同，肥瘦不等，气候亦分，得其时食之为适宜。且人之质体、口味各有不同，烹煮制法亦异。有人能多食肉，而得壮身之益。有人不能多肉食，若多食，便觉生病。若以卫生之法论之，当知不熟不食，不易消化不食，肉不新鲜不食，自得卫生之益。又腐坏变味之肉，及有疾病之畜，断不宜供人食用，免受其损害焉。

兹将牛、羊、鹿、猪四种肉比较原质：

	猪	牛	羊	鹿
胶质	一八	一七	一八	一九
油质	二二	六	六	四
水质	五九	七六	七五	七六
灰粉杂质	一	一	一	一
以上每款合一百分				

凡油质多之肉，易生积滞，食之宜烹极熟为要。吾粤人惯食炒卖其煎炒之肉，多是半生熟，胃弱人食之，易生胃病。常人多取其爽口，究竟与食生肉无异。猪肉油多，犹宜多用柴火烹煮至极熟，方可无害。且猪肉之油，非同净水，须多几度热度，方能煮之全熟。

猪肉之油，食入肚内，常令津液积滞，皆因其难消化之故。天时炎热，多食加增发汗，令人觉热。隆冬天寒食之，颇觉温暖。欧西人夏天少食猪肉，谓猪之品性喜秽，每食不择美劣，且夏天微虫发生最盛之时，猪喜秽物，难免有沾染微虫、恶疾，故不食之，未尝无理。近来，格物师用显微镜考察畜肉，常验得各种肉中，以猪肉为最喜藏匿微虫，隐于肉丝之间，甚至一两肉中，常能寻出三四千微虫，若略炒而食之，间有微虫未死，食之入肚，尚能生长于人腹中。且此虫非一百二十度之热，不能令其尽死。若于一两肉中，倘有四千微虫，虽藉柴炭之力，煮熟该肉，间或仍存二三微虫未死，即一微虫，亦能为人生害，切望善自卫生者，加意防之，勿食生肉为戒。

牛羊之肉，亦有微虫，惟比之猪肉，则微虫略少。羊肉油多，仍于天冷时候，食之为有益。鸡鸭、鸡蛋、腊肉，兹略比较，而分其原质。

	腊肉	鸡	鸭	蛋
胶质	九	十九	六	一二
油质	七四	三	五	一
灰粉及杂质	三	一	一	一
水质	一四	七七	八八	八六
	合一百分	合一百分	合一百分	合一百分

此其大略之分别，至其消化迟速之理，详载于下。

鸡肉与鸭肉不相同者，胶质多寡之分。鸭肉多油，甜味略少。鸡肉精液倍多，实为最合养生之肉。食鸡肉以幼嫩为易消化，久畜之鸡，其肌肉坚韧，骨节坚硬。鸡蛋则以半生熟为易消化，若煮之至坚硬，胃须用功至五六点钟久，方能消化。

凡鸡鸭身有疾病，不宜宰而食之，当择其精壮肥雄者为上，而其味必鲜甜。六七月间，常见食鸡肉能令人生病，亦非无因。缘于夏天时，微虫、毒物、恶虫、蚯蚓、蜈蚣各生物，牲畜中，惟鸡最喜啄虫而食，且遍搜田园之虫类而食之。其腹内未免多藏虫毒气，人宰鸡而食，沾其余毒而生病，人多不自觉。故食鸡，宜审此义，而卫其生。

鸟雀之肉，原属有益，但宜审察该雀鸟，是否用火药、枪炮、毒箭伤之。若然，宜防火药、炸药之毒，或用弓箭伤获，则防有箭毒。凡雀鸟既经腐坏，微虫最易发生，而且失去鲜味，若食之易生意外疾恙。禾虫出自粤东禾田间，每年仅出数次，粤人多嗜好之。此虫多胶质，患脚气疾之人食之，常见治疾有效。

五节　论酒

酒之为用，少饮能行血，多则行血过度，心房用力急速，从渐脑部贮血过多，由是失却气力灵觉，故名之曰醉酒。若少饮之，不至醉，可能助血管运动血脉之益。酒为害人之物，地球上各国皆有，人皆知其恶性，故节用之，免受其困。

西人之所谓酒者，仅言用果子汁酿成之葡提酒。其性纯美，其味香甜，饮之益人。酒中多有养生之质。若威士忌、佛兰地之类，皆属猛烈之酒，故以别名称之，与中国之称名不同。因其非果子之汁酿成，其酒中有猛烈之气，遇火能烧，饮之血行急速，令人大醉。其本质无非一烈性蒸汽酿成之火酒底加入甘香适口材料，即可制成浓酒。若呼之为威士忌酒，则加入别样香质。若呼之为佛兰地，又另加入材料。故西人称呼酒名，以此烈性者为一种，纯性者，别为一种。惟中国，则不论纯烈，皆用一酒字名之。即性烈如山西汾酒，及醇如绍兴酒，均称为酒。计中国各色酒，虽名果子酒，如橙桔、青梅、葡萄酒之类，不过略侵少许果汁混杂而成，断非全用果子汁酿成也。酒之制造不同，蒸汽之多寡不定，其味故有不同，其性则自然有别。

兹将其常用各酒比较汽力：

	质之轻重	酒性纯烈		质之轻重	酒性纯烈
原料半	九六.四八	二五	糯米酒	九八.九六	三五至三六
料半酒	九五.九	二九	乌豆酒	九七.八六	三五至三六
三蒸酒	九四.七二	三六	柠檬酒	九九.〇二	三五至三六
泰和酒	九四.九二	三四	竹叶青	九九.〇八	
桂林酒	九三.三二	四三	双料酒	九五.四四	三二
干酒	九三.三四	四三	冬瓜酒	九九.二六	三五至三六
汾酒	九一.三二	五二	黄酒娘	九八.五六	三五至三六
膏粱酒	九二.三	四八	状元红	一一.〇〇〇〇	三五至三六
糖烧酒	九一.四八	三五至三六	史国公	九七.六六	三五至三六
青梅酒	九九.一八	三五至三六	黑糯米	一一.〇〇一四	三五至三六
山桔酒	九九.九	三五至三六	五加皮	九九.二〇	三五至三六
葡萄酒	九八.一四	三五至三六	绿豆酒	九八.九六	三五至三六
薏米酒	九八.九四	三五至三六	木瓜酒	九八.〇六	三五至三六

（续表）

	质之轻重	酒性纯烈		质之轻重	酒性纯烈
玫瑰露	九六. ○四	三五至三六	茵蒢①露	九九. 二○	三五至三六
佛手露	九八. 九	三五至三六	雪梨酒	九八. 五四	三五至三六

肉食	胶质	油质	灰质	水质
咸猪肉	九. ○	七四. 一	三. ○○	一三. 九
肥牛肉	一六. 九三	二七. 二三	一. ○八	五四. 七六
中等牛肉	二一. 三九	五. 一九	一. 一七	七二. 二五
瘦牛肉	二○. 六一	一. 五六	一. 一八	七六. 七一
鸡类	二二. 六五	三. 一一	一. ○九	七○. 八二
山兔	二三. 三四	一. 一三	一. 一八	七四. 一六
羊腰	一六. 五六	三. 三三	一. 三○	七八. 六○
肥羊肉	一四. 八○	三六. 三九	○. 八五	四七. 九一
中等羊肉	一八. 一一	五. 七七	一. 三三	七四. 七九
猪肝	一八. 六五	五. 六六	一. 七五	七二. 三七
肥猪肉	一四. 五四	三七. 三四	○. 七二	四七. 四○
瘦猪肉	一九. 九一	六. 八一	一. 一○	七二. 一八
脏腑	一三. 三	一七. 一	二. 五○	六七. 一
肥小牛肉	一八. 八八	七. 四一	一. 三三	七二. 三一
瘦小牛肉	一九. 八六	○. 八二	○. 五○	七八. 八二

---

① 茵蒢：一种蒿草，可入药，也作"茵陈"。

	胶质	油质	灰质	水质
鸡蛋	一二.五五	〇.一三五	一.一二	七三.六七
蛋白	一二.六七	〇.二五	〇.五六	八六.四九
蛋黄	一六.二四	三一.七五	一.〇九	五〇.七九

鱼类	胶质	油质	灰质	水质
鳝	一三.五七	五.〇二	一.一一	七九.九一
鳓鱼	一八.五〇	三.〇〇	一.〇〇	七七.五〇
鲜鳕白鱼	一〇.一一	七.一一	二.〇七	八〇.七一
咸鳕白鱼	一八.九七	一六.六七	一七.二四	四七.一二
烟鳕白鱼	二一.一二	八.五一	一.二四	六九.一三
鲜鮓鱼	二三.四二	六.七六	一.五五	六八.二七
咸鮓鱼	二〇.八二	一四.一〇	一六.二七	四八.四三
蚝	四.九五	〇.三七	二.三七	八九.六九
鲦子鱼	一九.八六	〇.七九	〇.三八	七七.三七
马鲛鱼	一八.七五	六.二二	〇.五八	七一.五〇
制黄泽鱼	二三.三〇	二.二一	二三.七二	五一.七七
鲽鱼	一一.九三	〇.二五	一.二二	八六.一四

米粉类	胶质	油质	浆质	灰质	水质	木丝
大麦粉	一一.七五	一.七一	七〇.九〇	〇.四七	一五.〇六	〇.一一
荞麦粉	九.二八	一.八九	七二.四六	一.二一	一四.二七	〇.八九
雀麦粉	一五.五六	六.一一	六三.六七	二.〇二	一〇.四六	二.二四
小麦粉	一〇.九七	一.九五	六九.七四	一.八四	一四.二四	一.六二

（续表）

米粉类	胶质	油质	浆质	灰质	水质	木丝
上面粉	八.九一	一.一一	七四.一八	〇.六一	一四.八六	〇.三三
下面粉	一一.二七	一.二二	七三.六五	〇.八四	一二.一八	〇.八四
马蹄粉	〇.八八	八二.四一	八二.四一	〇.一九	一六.五二	
粟米粉	二.三七	八五.三〇	八五.三〇	〇.四三	一一.九〇	
沙谷米	〇.八一	八六.一一	八六.一一	〇.一九	一二.八九	
西米	〇.六三	八五.九五	八五.九五	〇.一二	一三.三〇	
麦浆	一.一二	八七.〇五	八七.〇五	〇.五三	一一.三〇	
通心粉	八.六九	〇.三二	七六.四九	〇.四九	一四.〇一	
通心粉	八.一九	〇.二九	七五.〇六	〇.六〇	一五.八六	
新豆青	四.六七	〇.三六	六.六〇	〇.六四	八六.一〇	一.六九
干豆	二三.六六	一.六三	四九.二五	三.一五	一四.八四	七.四七

	胶质	油质	水质	木丝	浆质	灰质
绿豆	五.七五	〇.五〇	八〇.四九	一.六〇	一〇.八六	〇.八〇
干荷兰豆	二二.六三	一.七二	一四.三一	五.四五	五三.二四	二.六五
荷兰豆	二一.一二	〇.八二	一二.七三	二.六四	六〇.九四	一.七五
干豆粉	二八.一〇	二.九七	八.一二	八.〇二	五〇.一七	二.五五
小扁豆	二四.八一	一.八五	一二.五一	三.五八	五四.七八	二.四七
黍粟	一一.二九	三.五六	一一.二六	四.二五	六七.三三	二.三一

菜蔬类	胶质	油质	浆质	木丝	灰质	水质
芦荻笋	一.九八	〇.二八	二.七四	一.一四	〇.五四	九三.三二

（续表）

菜蔬类		胶质	油质	浆质	木丝	灰质	水质
红萝卜	淡	一.〇七	〇.一一	八.九八	一.〇二	〇.九四	八七.八八
	甜	二.〇八	〇.一一	一一.七二	一.一四	一.〇四	八三.九一
红萝卜		一.〇四	〇.二一	九.三四	一.四六	〇.九〇	八七.〇五
旱芹	叶	四.六四	〇.七九	九.一三	一.四一	二.四六	八一.五七
	身	〇.八八	〇.三四	六.五六	一.二四	一.四一	八九.五七
花椰菜		二.五三	〇.三八	五.〇一	〇.八七	〇.八二	九〇.三九
黄瓜		一.〇二	〇.〇九	二.二八	〇.六二	〇.三九	九五.六〇
青蒜		二.一〇	〇.四四	四.五五	一.二七	〇.八二	九〇.八二
生菜		一.四一	〇.三一	二.一九	〇.七三	一.〇三	九四.三三
葱头		六.七六	〇.〇六	二六.三一	〇.七七	一.四四	六四.六六
芹菜		三.六六	〇.二二	七.四四	一.四五	一.六八	八五.〇五
荷兰薯		一.七九	〇.一六	二〇.五六	〇.七五	〇.九七	七五.七七
萝卜		一.二三	〇.一五	三.七九	〇.七五	〇.七四	九三.三四
菠菜		三.一五	〇.五四	三.三四	〇.七七	一.九四	九〇.二六
大头菜		二.九五	〇.二二	八.八五	一.七六	二.二一	八五.〇一
西瓜		一.〇六	〇.六〇	一.四三	一.〇七	〇.一六三	九五.二一
椰菜		一.八九	〇.二〇	四.八九	一.八四	一.二三	八九.九七

果类	胶质	甜质	壳核仁	灰质	水质
杏仁	二四.一八	六〇.九一	六.五六	二.九六	五.三九
苹果	〇.三九	一三.七四	一.九八	〇.三一	八三.五八
杨桃	〇.四九	一二.二〇	五.二七	〇.八二	八一.二二

（续表）

果类	胶质	甜质	壳核仁	灰质	水质
黑小果	〇．五一	七．三九	五．二	〇．四八	八六．四一
风栗	五．四八	三九．七一	一．六一	一．七二	五一．四八
樱桃	〇．六二	一二．三二	六．〇七	〇．七三	八〇．二六
椰子肉	〇	六六．一六	〇	一．五五	五．三二
加烂子	〇．五一	九．四三	四．五七	〇．七二	八四．七七
小梅	〇．七八	一一．九二	五．四一	〇．七一	八一．一八
无花果	四．〇一	五六．九五	四．九八	二．八六	三一．二〇
葡萄	〇．五九	二七．一一	三．六〇	〇．五三	七八．一七
桑□	〇．三六	一三．三六	〇．九一	〇．六六	八四．七一
橙	〇．七三	七．九八	一．七九	〇．四九	八九．〇一
桃	〇．六五	一二．五七	六．〇六	〇．六九	八〇．〇三
沙梨	〇．三六	一二．〇〇	四．三〇	〇．三一	八三．〇三
李	〇．四〇	九．七四	四．三四	〇．六六	八四．八六
葡萄干	二．四二	六二．六三	一．七二	一．二一	三二．〇二
山梅	〇．五三	六．七八	五．九〇	〇．四九	八六．二一
蛇梅	一．〇七	七．六九	二．七七	〇．八八一	七．六六
合桃①	一六．□七	七〇．七五	六．一七	二．〇三	四．六八

能消化钟数：

鱼类	钟数	分数	鱼类	钟数	分数
鱐鱼	三	三十	生蚝	二	三五

———————

① 合桃：核桃。

（续表）

鱼类	钟数	分数	鱼类	钟数	分数
蟹	四	○	熟蚝	二	一五
鳕白鱼	三	五	沙丁鱼	三	十
龙虾	四	○	马友鱼	四	○
虾	四	○	小虾	三	四五
蚝鱼	四	○	挞沙鱼	二	五

畜类	钟数	分数	畜类	钟数	分数
鸭	四	○	鹧鸪	二	四五
煮鸡	三	○	白鸽	三	一○
煎鸡	三	三○	野鸡	三	五
鹅	四	五	家兔	四	三○
野兔	四	○	火鸡	四	二五

杂类	钟数	分数	杂类	钟数	分数
新面包	四	三○	煎蛋	三	一五
旧面包	三	三○	生蛋	二	○
馒头饼	三	三○	果膏	三	○
牛油	三	○	通心粉	三	○
牛乳饼	三	三○	生乳	二	三○
硬皮肉饱	三	四五	煮乳	二	○
轻煮蛋	三	○	罐头牛乳	二	○
全熟蛋	四	三○	麦粉	三	五

（续表）

杂类	钟数	分数	杂类	钟数	分数
半熟蛋	三	五			

肉类	钟数	分数	肉类	钟数	分数
煮牛肉	四	一五	煎猪肉	五	二〇
煎牛肉	三	二〇	煮牛肚	一	〇
心	四	〇	牛仔肉	四	〇
腰	三	〇	腊猪肉	四	〇
小绵羊	二	二〇	腊干肉	三	五
肝	三	二〇	牛肉茶	三	〇
煮羊肉	三	〇	及火腿	四	〇
煎羊肉	三	一五	茶	四	〇
煮猪肉	四	一五			

菜类	钟数	分数	菜类	钟数	分数
卢狄笋尾	一	三〇	生菜	三	〇
豆	二	三〇	葫萝卜	三	三〇
椰菜	四	三〇	荷兰豆	二	三五
红萝卜	四	一五	煮荷兰薯	二	三五
花椰果	二	〇	烘荷兰薯	三	三〇
生旱芹	三	一五	饭	一	三〇
黄瓜	四	四五			

（续表）

果类	钟数	分数	果类	钟数	分数
苹果	二	三〇	芒果	二	三十
香蕉	一	四五	蛇梅子	二	四五
匍匋① 无花果	三	〇	荔枝	二	〇
珠果	二	〇	杨桃	三	三五
葡提子	三	〇	黄皮	三	〇
瓜	三	〇	禄柚	四	三五
橙	二	四五	龙眼	三	〇
熟沙梨	二	〇	柿	二	〇
菠萝	二	三五	水柿	三	一五
李	三	四〇	马蹄	二	二四
梅	二	〇	酸果	四	〇

六节　论面粉

面粉由麦米磨粉而成，北方人多赖之而作日食之粮。其种有大小麦之分，其性有南北地道之别。按前气候篇所言，各物出产于地球部位不同，今再进而论之。

凡南方赤道、温道地界，易生长之植物，移植寒道、冰道，其生长之缓速不同，性质各异，因其感受天气之寒热不同，地土不同。如麦之种于北方，则于春间下种，至秋天方收割。惟吾粤地所种之麦，则每于冬季播种，来年清明节左右方收割，

---

① 匍匋：疑误，恐为"葡萄"。

因其感受天气，则有冬春之别，其性与北方之麦相较，定有分别。北方人可能常飧于面食之无积滞之弊，南方人若多食面，便觉积滞不消化，且常戒勿多食，此其性质各有不同也。南方之面，多油多胶质，少食能耐饱，消化稍缓。

面粉之出自北美洲者，比之中国北方所产之麦，大略相同。欧美人多居寒地，食之均不觉其积滞。

面粉最宜防避微虫，亦卫生之要务。因其浆质多，易以变坏，酸味渐生，微虫随之发育，人误食之，难免肠胃生病。近查面粉之中，有微虫数种，置之于显微镜中，头脚爪牙尖利无比，令人可畏，食之入胃，其爪牙最易刷损内脏。凡诸变质、酸味之米面，不宜入口为善。

七节　论生果

生果成熟，其味颇堪适口，粤地果品甚多，更宜防其损人之弊。天公造化，使各果子结实时候，本应及时而食，方为益人。如夏天炎热之际，则有清凉之荔枝、沙梨、西瓜等，而助消减暑气。至冬令时候，又有橙、柑、桔、柚、甘蔗，而解内蕴之热。惟是用之适宜，食勿过量。若不择洁净之果，未熟之果及朽腐之果，而任意食之，自然损多益少。生果供人享用，只可作助粮食得助消化之功。若肚饥之时，饱食果子，最易伤人脾胃。凡食生果，只宜取其原汁，不必吞渣，可免多食生积滞。如夏天之菠萝，其汁停留日久，或食之入胃，暖气醯之，可能自酿成酒。如人多食饱腹，易生肚痛、疴呕、痧气等症，况其渣多坚硬，其毛尖利，极难消化。吞之入腹，经过肠胃，俨若利刀刺割，内皮受伤，渐觉痛苦，甚则急痧随发，少亦损坏内脏，可不慎哉。

果有香甜美味，鸟雀昆虫皆喜食之。及其腐坏，质味固然更变，微虫必随之渐发，人食此等朽坏果子，难保不损其身。卫生之法，宜于餐后腹饱时，少食熟果，方为有益。一则可令口生香味，二则可助胃汁消化之功。果子虽熟，每带有少许酸质在内，故能使胃中加增酸汁，以助胃得易消化之益。

八节　论瓜菜

瓜菜本属养人之物，出产亦分地土种植，各有时候。凡配肴馔，均用瓜菜泡制调味，配制得宜，食之得其功力，可以益人，可以帮助消化肉食。人若全食肉，不食瓜菜，大肠常多结热，大便干燥。肾亏之人，肝燥之症，不宜多食肉，须多食瓜菜，助生胆汁，而化油质。瓜菜有甜酸苦辣辛各等质，和肉食餐之，甚有裨益。惟须煮极熟，不至菜根坚质，入腹难化，反为生患。生瓜生菜，人每喜食之，无非取其爽口，究竟无益。凡瓜菜之生长，全靠培粪尿，难免秽物、杂质、微虫等物，混杂菜中。厨司①若不洁净，秽质、微虫隐藏于内，食之入胃，亦防生病。且属生冷，其质近寒，长食，胃中暖度渐减，胃病随生。西人每于夏天，喜食菜生，呕泻之症，常由食后发作，非因不洁之质而生，即由菜油不鲜，配制之料不洁，或烹煮之热度未足，不能除却微虫，食之入胃，吐泻、霍乱各症，常因此生。咸菜、菜干亦为常食之品，其味有咸酸苦辣之分，亦宜防其腐坏之弊。倘有腐坏，发出恶味，难保不藏微虫，食之恐生疾恙，宜加意审察，择其清洁者食之为要。

咸鱼海味，亦为中国人常食之品，倘有腐朽恶味，亦宜防其有微虫之毒。凡鱼发有臭味，蝇虫即聚其中，不久无限鱼虫滋生，若不涤除净尽，难免虫毒在焉。人若食之，恐助人腹内

---

① 厨司：粤语方言，厨师。

发生微虫、毒气。倘将腐之鱼，用盐腌成咸鱼，究竟既失鲜味，而原质尽失，故宜留心防避虫毒为要。铜、铁、锡、铅、瓦器、玻樽装载之肉食、果品，更宜防其腐坏之毒，并防铜、铁、锡、铅之器，因盐变质，各能生毒质。用瓦器载肉，日久盐质沁出，恶气侵入，六者之中，犹以铅、铜二质为害较甚。铜毒能令人腹痛、吐泻，铅毒能令人肠胃校痛①、腹胀、生血毒，重者吐泻，面起斑黑点，虽久经医道者，常不觉察其缘由。本医士在南洋历有年所，曾经考验此症，盖因南洋群岛中，尚未开辟之地，遍诸各属，中西土人常入山内，搽探矿地，或谋田园种植，所带糇粮，俱是罐头载肉，食日久，腹痛、胀气、痢症随生。求药于医，多评其由饮山林之水所致，不料其由食罐头载肉之毒而来，治之多方，未得其法，无怪病者服药罔效，皆因其身铅、铁、铜、锡之毒未除，病情反复，变症多端，终莫测其端聣②。

九节　论药材

药材固属医病之要品，而其类甚繁，其用则有补身、补血、补气，能治百病之功。其味则有甜酸苦辣辛之别，论地道出产，有南北东西之分，其性则有寒热温凉之异，所关乎人群卫生者，实为切要。每见庸医临症，入门即诊脉开方，得利市即行，若此轻浮，毫无慎重，乱投汤药，视人命如草芥。病者误服反症之药，其病必然加重，甚至丧命者，指难屈算，岂不令人伤心？除庸医误用药剂杀人外，或由药材泡制不精，或因药料已经杇坏，毒性发显，亦能为害。常见富贵人，每服补身贵品药料，总求有益补身，能使体质强健肥壮，故不惜金银多少，常时买

---

① 校痛：疑误，恐为"绞痛"。

② 端聣：疑误，恐为"端倪"。

备参茸、玉桂、燕窝等药，以为补身之计。倘不审择，或有不洁，及朽坏之质，欲求益，反受损者亦多，故服食贵乎精益求精，而选药不可不慎。药粉、药丸、药饼、药水各种，宜常时提检审察有无腐坏朽质，然后方可服食，能得卫生之益，间或服食干脯，即禽兽、昆虫、蛇蝎之类，以作药料者，更宜加意审察，免受其毒。

药材既有南北地道之分，其性质功用，自然各异。其出产并地道及性质，人当详辨。即如北芪，皆知补血行气之品，人所常用，医士开单，多写正北芪。惟正北芪恐多不知出产何处，况市中药铺所沽者，每以锦芪顶贷，因锦芪价廉，贪其易以消售，故多用此芪为正北芪出沽。锦芪者，实锦州之黄芪也，其性不同，功力亦异。北芪者，产于张家口为正。因其出自正北方，故名之曰北芪。又即当归，而论其出产，亦有数处，如日本、陕西、四川，皆有出产。倘医生开单，只写当归，不写地名，任由药铺乱执，谁知四川之当归，性属凉血，陕西当归补血，日本当归败血。倘医者原用当归以补血，惟药铺给以日本当归，则其功用正大相反，对服之者，不独罔有见效，则反为药害矣。又炙芪、炙甘、炙党之类，案本草泡制，则宜在炭火上，用银针钳住炙之干，加之蜜糖，涂于药上数次，再三炙之，令蜜糖沁入药片内，方为炙药。今之药铺，俱是置之小镬内，加些蜜糖炒之，则为炙甘、炙党、炙芪，倘若此，其质、其性，岂可同一语乎？至论煲药，常多有失法度，每见执药还家，主人即命仆役入厨煲药，如用水之多少，全无度数，一二碗、三四碗不等，全凭工人出手。及煲药之时候，亦无定期，或一二点钟有之，三四点钟亦有之。甚至煲到水干及燥，又再加水入煲，主人全不理会。如此，其药之功用，可保不变乎？要知有许多药料，久煲则变性质，或化气上升，煲时火少，则药质味不透，其中种种变化，须要制药得法，煲药细心，合乎法度，方不失该药之原质，可能治病有功，不可不慎。

十节　论体操

行动耍乐，亦为养生一大关切。故西国大小学堂，俱立体操之法，实令人身体各部位活动筋骨，用力渐能强健。遍身之血轮通流，各部位速力倍增，呼吸空气较之一人静坐室内，多吸空气五倍。倘人于一点钟久，能行路十里，其肺所吸空气多过坐卧人五倍。此由遍身肌肉、筋骨活动，致使心房开合倍增，又令两肺开张，呼吸亦速。皮肤初觉色红，比静坐偃卧者，热度加倍，能使血管发胀，血轮运动愈速，汗液亦随之而出。因人行动，多吸天气，其吸入之气，亦藉皮肤中小毛管而出。肌肉随此亦渐大，此体操能令人身活动，实乃卫生养身之大益也。

凡人于多活动之时，颇易觉饿，更能加增饮食，亦由活动血气之所使焉。中国士人，质体多软弱，在塾时，无体操，少活动，欠耍乐，日夜呆坐书堂，如同和尚、秃尼坐菩团，致使肌骨不强壮，竟成弱质书生之美誉。皆由失此卫生之法，养身失调之所误耳。

若其饮食之器具，须要提检查究，有无微虫、毒屑、遗积，时常洁净，方合卫生法度。即如杯盆、碗碟、匙羹、快子，常多微虫、蝇蚁觅食践履，难免遗毒其间。厨役懒以洁净，必然遗毒食品，欲求卫生之益者，须当知洁净为要。

第十一章　论革除遗弃各秽物

凡人饮食、起居、动作、坐卧云，为皆有遗弃之秽物，如口痰、眼泪、鼻涕、大小二便、汗气、呼出之炭气，日夜十二时辰遗弃秽屑，其数不少。其余即屋内之生物、微虫，无一不有遗弃秽物，若不提防洁净，其害非轻。不但生物有遗弃，即死物，如木石、五金、家私、台椅、玩器，百般什物，无日不发遗弃，变化朽烂秽质、微尘。又厨中烹煮，及屋内制作，所遗弃之质，犹为倍多，即银圆铜铁，亦有遗弃。宝石、首饰、珍贵之物，则遗弃略少些。倘各遗屑变成秽质，若不除之，渐变朽坏，由朽坏变生微虫，能发臭味，有损卫生。常人则仅知粪尿痰涕，及厨中遗弃余屑，宜扫除之，算为洁净。因其臭味发出，易令人知觉。其实各物遗弃秽屑，与人生损益，关乎卫生，甚为要着。

兹将日中必有三遗之质，分列三大宗：

一、生人、生物、微虫之遗弃。

（甲）炭气质，并呼出之浊气。

（乙）软质如汗液、口涕、痰、尿水、流出血脓之类。

（丙）实质如大便、耳目口鼻之秽屑、皮毛管发出之秽泥、发须指甲断弃之污质。

二、衣服、家私、木石、玩器、五金之遗弃。

（甲）软质如朽烂所发之臭气。

（乙）实质如衣服、家私、台椅朽烂之屑及微尘。

三、由烹煮制造所遗弃之秽屑。

（甲）软质。豆腐铺遗屑、酱园遗屑、染房油铺之类及厨中遗屑。

（乙）实质。打石店、面粉、香粉及打五金之类。

（丙）制造场中发出气质。

物之渐变腐坏，及经既发臭，即有生物、微虫混聚其间者，损害伤生犹甚。人之死尸及家畜，并禽兽或老鼠之死尸，存留室内，秽质、秽气发生甚速。倘传染时症死者，其毒犹烈，宜急设法除之，移于僻地埋葬，免害及居民。近年，时症流行，甚至一家毙命，多数全因失卫生防患之法。若能于时症初发时，家人回避别处，加意提防，立即穷求传染之由，清除秽质，即以臭水、硫磺等药，熏洗房舍，使微毒虫气，不得加增。倘能善为调治，将病者迁往别处，洁净其屋，其病必然减轻，亦不至众人沾染该症，切勿以为死生有命，竟不提防传染之害。若晓防避，一则可保家人，二则可保众生。动物如畜类，或老鼠，若死于恶毒之症，亦能沾染于人。甚至蚊虱蝇虫，近于疾病人房，其身内外，毒质病苗在焉，为传递毒之媒，令人不觉，诚可畏也。此种疾恙恶毒之气，发生恶疾之毒虫，布散由飞虫风气之运动，必至令室内，或至全埠，皆有毒苗。人若从气吸入，或由食品运入，人身毒病随之发生，至其防避之法，详载于疾病篇内。倘有传染恶疾病者之尿粪、口痰，犹当立刻除去，时常洁净便桶、痰盂为要。如住屋近于江河水道，能通于渠者，用水冲流秽质，速离住所。若住于旱地，则宜掘数尺深之土葬之，或葬之于树木茂盛荒地，不致混浊空气，为人呼吸。虽不损己，亦当防有损邻人。若该河水为居民赖之而饮食者，则更不宜在此而弃秽水、秽物，有害于人，有碍公理。制物场中、烹煮之所及屠行汤房各铺，无一不有遗弃之秽质。若有腐烂臭秽之质，不应堆积近于居民之室，必须立即挑运，至河海随流，使之远避，或择荒郊藏埋，或置于荒地焚烧，务使一家一族一乡一埠之人，免染恶疾，均获平康，是为至要。观泰西各国，每日洁净街道，涤除秽物，极为要着，无非欲保卫众生，防其发毒，损害居民，故国家特立洁净局，为之督责，务求无害于众生。

防人尸久存之害

夫人有生，必有死，生则保养，死则埋葬。虽野蛮人类，亦知当埋葬其亲属尸骸为要务，计普天之下，埋葬之例有四种：

其一，为择地掘冢葬之。此为最多之数，人多喜用之例也。

其二，水葬。舟楫往来江海之中，间有患病而死者，茫洋大海，无山可葬，不得已将死尸系之以大石或铅铁，沉之于大海，葬于江鱼之腹。近来，东华医院预备棺木，交于往来轮船，遇有不幸，用棺载尸，到埠安葬。

其三，则有火葬。此法为婆罗佛教葬尸之例。印度国中，多遵佛教，火葬亦多。欧美各国，间有用火葬者，其数甚少。又交战场中，尸骸遍野，无暇掘地埋葬，间用火葬有之。

其四，则弃尸于旷野，任由鸟兽啄食。此法在南非洲及野蛮人海岛仍多行之，稍有血性文明感化之人不忍行此。四者之中相较，以弃尸一事为最不合理，其次用火葬，亦为不近人情，至水葬、土葬，若不周密，亦能遗害。

吾更进言其详，论其要，则先论尸骸之变化。其变质之缓速不同，则因天气之厚薄、热度之多寡。入棺后，若任其露日，天气冲突之所，尸之溶化愈速。若置尸于火堆中，热力猛烈，溶化更速。因其由火焚烧，而肉油筋骨，均化为气，变为无有，所存仅些少灰质而已。又若藏尸于冰雪中，由冻力凝结，腐烂较迟，溶化稍缓。若置尸于坚实之木棺、石棺中，四围封固，气不能入，其溶化必迟。若置尸于竹织、藤织棺中，其溶化亦速。是则，不论土葬、火葬、水葬、露葬，均为溶化。首先腐烂化之成水，渐则变为气质，不过迟早各殊，变化同一理耳。计人身之中，最软质必然先腐朽，由腐朽，则先化为气质，其坚硬之质，如骨、如牙，则能耐久，亦在乎天气热度多寡为迟早。譬如一尸埋之于四五尺深之土，热度照常，则三五年后，全身皮肉脏腑必然尽化，开棺验之，仅坚质存留。若再藏之于土，至二三十年后，虽不尽化，所存之骸骨，必然半化，或全化为泥。若待百年之后，开而验之，骸骨必然全失，不溶化变泥，亦必化为空气。此乃万物变化之理，造化主宰，早经注定，人死则返其本。

　　天演天然之理，凡物既死，当以速化为合宜。倘设法使之不化，亦犹罐中所载之物，使之存留，而存留愈久，其腐朽之变化虽缓，终须有溶化之日。倘一旦该物泄露，其恶味，其臭非常。人若吸此臭气，亦必受伤。常见肉食久藏于罐中，由天空热气所感，内既腐坏，人若开罐视之，每得一种不堪闻之臭味，令人宜急弃之远离。闻者或即呕吐，或头晕、肚闷不安，皆由吸其臭气而致此耳。倘欲保卫生灵，当知一人已死，必使其尸骸速化为美，方不致伤生。若用坚实秘密无气可入之棺，而藏尸人，则以为敬爱死者，不忍令其早日溶化，究竟与公义天理实相反对。且天地万物，既有造，必有化，吾人谁不知之？若计及众生灵利益，则当任其自然早化为善，亦不至与天理反对，有损生灵矣。世人既知生人、生物死，当埋葬其尸，皆因尸必腐朽，能生恶臭味，不如早日藏埋。若果尸骸经久不变化，不能腐朽，不发臭味，吾信人人必不忍远弃其亲，肯将其尸身埋葬地中，必定设法留存，永为之爱惜。惟是天演物竞，自然变化之公理，断不能为人爱情所可阻止耳。盖人身由土而成，死后应当变化，复还原质，迟早虽属不同，理归一本。

若人物既染毒，而死后必腐朽，由腐朽生出恶臭味，人生无不畏之，莫不掩鼻而避之，如避恶臭，如畏利器。因人皆知，其能伤人，能染人，能病人，能死人，故不得不将其尸早敛而深藏之，是为上策。倘敛之不慎，葬之不善，其遗毒必传染于人，不独一人一家，定必传染，一乡一族一街一巷一埠一城之居民，亦恐不免。若一死尸停留日久不埋葬，定必腐朽，大发其臭味，必熏及近邻，混杂空气，由风运动，天气为之混浊。人吸其毒气，能生疾病，其臭气愈运愈远，必至全境、全埠皆混浊气，致使全境、全埠、全城之人，皆受其害，缘由失早敛之策，并失卫生公理使然。惟望阅此卫生篇者，当知此道之关重，早宜速行，保卫己身，而保家人，并保卫一方居民为己任。幸勿迷于释道，停留尸身，特为超度幽魂，延请和尚、道士打斋，做功德，焚银帛，化纸衣被。各异端所误，生出无限之后患，大失卫生之要道也。

若其人由传染之病，或时症，或恶症、微疫虫，出必多害人更烈，则更宜及早埋葬，勿使殃及家人邻里，为一方造福，实乃功德无量。因人既遭不幸，既死不能复生，其死如此之恶毒，其症必然传染于人，微虫、毒气发散，混杂于气中，能使百人、千万人吸此毒气，随沾同类之病，皆由一人不慎，遗害无穷。语云，一星之火，亦可燎原，诚有不诬，可不慎乎？埋葬尸骸，固属重要，但宜择荒郊之地，必使无害生灵为妥，切勿贪图风水，仅求利己，不顾害人，失却卫生，遗害不浅。司马温公①有云：择地葬亲，惟有五虑。其一，宜审该地，他日不致改为耕种之场。其二，勿使他日变为道路、通衢。其三，不致他日改为城郭。其四，不为沟池、

---

① 司马温公：司马光，北宋政治家、史学家、文学家。

水道。其五，不为贵族攘夺。除此五虑，则何处不可以葬亲？
按：此明明教人勿迷于风水之说，而失却葬亲之良策耳。然
人若不谨慎择地安葬，虽能除此五虑，犹未尽善，仍要防避
遗患生灵。譬如有一清流山溪，左右远近居民赖此清流河水
而食，两边余地，已非耕种之所，又非道路，非城郭，理宜
合乎安葬之地。惟是按卫生防患而论，则于此地为不合埋葬
之场。倘死者因染恶毒疾病，能传染人者，其尸溶化，必至
由冢中流毒，渗入河溪，混杂清水。人若饮之，其遗害何堪
设想。故吾人安葬尸骸，必须择地，犹要防患卫生损益，切
望留心。卫生道者，幸勿迷误堪舆风水之说，遗患无穷。人
身死后，溶化分为气质、实质，再九①则俱化为气质，但于腐
朽溶化之际，则气、实两质，皆能损害生灵。秽气若混于空
气，便成污浊之气，实质混入水中能秽浊清水，便成不洁之
水，阿摩尼亚气味在焉。及其化成微末之尘埃，飞扬空中，
随风运动，坠入水中，人饮之，必入胃。若混于气中，人吸
毒气入口鼻，即能入肺，均能为害。人多不知，竟成重病者，
皆由吸入毒气、尘埃、秽质，则沾血毒病、大热症、咳症、
肺症之类。然则埋葬不妥，而尸骸腐朽溶化之秽气、秽质，
均能损害于人，人若明知其害，犹忍任其遗害者乎？若为保
卫一方众生民而计，须知保卫之法，预防其患，不致伤生。
为埋葬之法，世人各行其便，不计理之是否。若果传染时症
而死，当掘土至五六尺深藏之，勿被其腐朽秽气上升为要。
既安葬该地，永远不可掘出开棺看验，犹防其内久积不洁之
毒气伤人，方合卫生公理之要道，此为文明诸国认遵守之例
法也。惜吾中国南方数省之人，迷信风水之毒，深入脑筋，

---

① 九：疑误，恐为"久"。

每将亲属骸骨，以为奇货可居，将此金骸作为求取富贵功名之货物。每每迁移骸骨，多方改葬，意谓若得好龙脉灌荫，必然发达富贵可期。噫呼！何其冒昧无知。凡尸骸泄露天气，四处迁移，秽气、秽质发散空中，必有遗祸。若本任意迁移，非徒无益，而有害之，其理昭然。

要知选择坟场，须择该地远隔居民之屋，切勿近于住场，近于水井，近于溪涧、河傍、居人取水而食之处，恐防尸骸溶化之秽汁，渗入地中，随地脉清泉流出人所必需之水，若饮此朽物秽质混杂之水，毒病必由之丛生，人当慎之。

一、还要勿葬于道路之傍，恐其秽气泄露，有碍往来行人。

二、勿葬近于停流水中，终防遗害，切勿葬之于食井之傍。

三、勿葬近于河塘、居屋环绕之处，防其浊秽上升，混浊天气。

四、勿弃尸于旷野荒郊之地，恐禽兽啄食之余，犹为毒犹为毒①生灵，故当随事防患，随时卫生，方可免恶毒之所侵害矣。

---

① 犹为毒：疑衍，当删。

第十二章　论提防沾染毒病之苗

　　疾病二字，固人所不乐闻，然亦不能全免之事。况疾病，不但人类有之，即植物、动物、禽兽、昆虫，百物皆然，有若机器损坏，国政衰微，亦犹人有疾病耳。惟人疾病有缓急，有轻重，有久暂，有内外之分，有安危之别，有男女之异，有老幼之殊，有水土不同之症，有四时各别之疾，有各人不同之病，有传染，有流行，各病分类殊多，而调治之方，不一而足。余更再而分之，身有各部位不同，有全体受病之异。部位之病，若人身一部有疾，如心肝脾肺肾之病、生癣癞、生毒疮之类，有全体之病，如发冷、发热之类。其病源既各不同，而变幻亦非一律。医病之法，更有处分用药之方，亦不能执一。其中深奥微妙之理，苟非淹博明通医道者，岂易轻谭？但于卫生而论，关切利害损益甚大，苟能略知卫生之理，便能自卫，若能自卫，便能减少灾殃。能尊卫生，自知防患，既能防患，病魔无隙可侵。人无疾恙，自得身体康健，长得康健，更得益寿延年。人数蕃衍，种类强盛，未始不由卫生得宜而获此益。有人因一部位受病而死，如心肝脾肺肾诸病之类，其病仅发于一部。有人因全体受病而死，如大热症、出疹痘染疫之类，其病发于全体。有人因身体逐渐孱弱，气血两亏而死者，如年老，如饿殍，日久骨肉销瘦之类。有人忽遭意外损害，伤着要部而死者，如铁打刀伤、枪弹利器、木石重压，以致全体废坏之类。又有人因欠养气呼吸，全体血脉停止而死者，如在水中浸没，或因炭气酷死，入无养气之井，住不通气之房，忽然绝气而死之类。有人因倏忽惊狂过度而死者，如电气乍发，雷声猛烈，炮声暴发，脑力不能抵御者，或遭意外，有不幸之灾，忧思畏惧过甚而死之类。

部位疾病分类于下：脑病有耳目、口鼻、唇舌、牙齿、喉、心肝肺诸疾，以及血气亏损、液管部病，即脾胃、肠胆、肾部诸症；四肢欠活动，皮肤疾恙，气质、矿质、植物质各毒所致之病；外患损伤、虫积、胎生、病瘤诸疾之属。

全体疾病分类于下：一由毒种入血，而发作之疾，多由人类、动物传染，或急速，或迟缓，发显全身。血质流行，皆藏毒质，如麻瘫、痘疹、霍乱、疟症、疫症之类。一因人身内，由父母胎生传有毒种者，渐次萌芽发生之疾，如麻风、酒风症、肺痨、花柳、疔毒各症，可能传染及其子孙。

身体渐次孱弱，由久疾、由饥饿而起者，其缘故由粮食欠缺，全体随之瘦弱，及其能获粮食补养，渐次可以复原。惟独年迈之人，肢体残弱，则不同其全体，由生产尽处，渐次失强，如物之逾用逾旧，消磨天时岁月，生气将尽，此势所必然之理。正如白驹过日，跨斧难追。语云，人老何曾转少年，即此理也。人生自孩提，及至长足全体，约于二十岁为度。此时至四十岁，生长虽无大进，犹有些小长育之机。虽不能增多体格之度，犹能加增坚实体质，筋骨从此渐坚，智识理想更进。至此时，身体虽康健，体中材质从渐朽坏，及至五六十岁时，气血变迁，活动力渐减，两目欠明，耳欠聪，记录渐失等弊，及至七八十岁，虽不死于疾病，肢体难免残弱不支，稍有疾恙，即显将逝之兆矣。

凡生物体质中，最长之骨，即人之腿骨，骨筒中虚，节果相联合，可谓充足。坚实之时，犹羽箭直射上空中，力尽便下坠。人之生长及止步亦然，生长定时，亦渐次垂老，体质渐衰，岁月亦渐减。惟人生长进步略缓，年迈衰颓略速，此天然公理。

如谚云，成事难，败事易，同是理也。

兹将人与数种生物生长时候比例：

动物名	长足期限年数	初生至最老年数
象	三十年长足	一百五十岁
骆驼	八年	四十年
马	五年	二十五年
牛	四年	二十五年
狮	四年	二十年
犬	二年六月	十年
猫	一年六月	七年六月
兔	一年	五年
人	二十年	一百年

此不过大约之数，亦所差不远，有时生长缓速不同，出产地方各异，如生于赤道之人物，其生长充实颇早；生于寒冷北地之人物，其长成充足较迟。又印度土人，如女子十一二岁行经，十三四岁生产儿女者常见，可知其生育之早，结果成熟略速。又北方欧西人女子，年至十八九岁，尚有月经未行者，可知其生长略迟也。更有一事证其年寿之不同者，因其时候不同，考溯上古之人，其年寿多至数百岁以上，而寿至期颐者，其数常多，较之今日上寿至七八十岁而终者，其数颇少。若求百岁以上，实难多觏，推求其故，则上古之人，生长既迟，强壮亦缓，皆因其婚娶之年纪略迟，体材较之今人，必然壮大，其血气充足，必然康健。且其饮食起居、心思智识，比之今人，必有不同。上古之人，多纯朴，多忠厚，少奸诈诡谋，费用脑力少。而且地广人稀，洁净之住场颇多，常得天然之卫生，无暴

弃毁坏其身体，故其年寿延长。今之季世，人种残弱，世代传下，多不强壮，且饮食起居不同，而心思智识多偏奸险诡谋，日出酒色、财气、巧计、竞争，大失卫生之道。虽人数繁盛，随地皆有，常居不洁净之住场，遍处皆是，多混杂秽质，由一代至多代，其血气质体，难免逾传逾孱弱。无怪今人之年寿，难比上古之人。更兼今日，遍地球人所居之地，皆有传染时症，防不胜防，避不胜避，危险之机，损人之媒，常近目前方寸之间，病魔乘机煽害。吁！地球亦将垂老矣！全球陆地，亦将为人类充满矣！遍地皆为人物藏尸所矣！再后千万年，吾恐全球上，无片土堪称干净所矣！遍地污秽，遍地微虫，遍地时症，末世之人类，恐难保存。况且体质更衰弱，吾恐更难望上寿之人矣。不佞抱杞人之忧，而回天无策，惟愿同人同志同心，遵行卫生之法，或可补救于万一。幸藉比①保年寿、保平安、保世界、保同胞之种族。吾人果能遵守当行之法，虽不能夺造化之功，或稍可延长生命，钟毓同胞，蕃衍族类于绵绵矣。

以上所论，疾病之分类颇多，损人之深浅各异，则其防患之法，亦有多端。倘人未谙卫生之要旨，亦当知其大略之利害。间有疾病，徐徐而来，人所不及提防，至身体深受其毒，方知觉者，如此伤生，殊属不少。若人既知其害侵来，又不即为设法避害，悠悠忽忽，无所关心。或云：得过且过，何必劳神。及至病剧垂危，千方莫救，徒呼呵呵，可不惜哉！可知卫生之要，损益所关，人当预防其患，幸勿轻忽为要。

疾病之起，由轻变重，由浅变深，而至危险，皆由不善调理，致成大病，或由放纵七情而成病，亦关乎人不自卫生，或不信卫生。倘能未雨绸缪，当其患未至之前，用人事防避，或

① 比：疑误，恐为"此"。

可补救于一二。如忧虑过度，则伤神，随即不思饮食，睡不安宁，则伤胃，食不甘味，身体渐瘦。如忿怒，则伤心房，令人血脉急跳，运上头脑，渐觉头重脑痛，面目现红，肺管发涨，呼吸紧速，此最伤心肝肺，兼坏脑筋，甚至逼破血管，吐血呕血，癫痫各症，由之而生。又如惊狂恐惧过甚，则伤脑，以致知觉欠灵，把握不定，脑浆缩小，随失精神维持其身之权力，束手无策，心惊肉跳，不由自主，遂使血轮运动欠活，狂病、热病发焉。弱质人当其时，竟加毫无主见，难免中风、中痰之弊，随后百体皆受其损。如思想忧虑，用心血过度，皆费脑力，最伤原神，能使人忽然变老，如伍员①夜过昭关，倏然发须变白，其明证也。又甚者，成痨疾，酒色二字，伤身犹甚。总之，喜怒忧思悲恐惊，七情过度，均能伤人，内伤痨症，多由此起。如饮食过度，肠胃消化不及，始则胃部发胀，胸膈不安，呼吸胸胃俱痛，噎食、胃病、呕泻诸症，均由此发。饮酒大醉，肝胃先伤，醇毒渐积，则肝肺心肾，皆受酒伤之病。年老气血衰时，酒风发作，筋骨软痛。如操作粗工过劳，用力过度，脊骨负重过多，渐次背佗腰曲，大伤气血，全体随失强健，动力不均平。如行走过急，泅水过度，呼吸忍耐过甚，最能伤肺。如寒热不慎，着衣不及，或过雨湿身，初觉皮肤略寒，渐失暖气，即使皮肉收缩，便觉畏冷。至冻气吸入身内，最易坏肺，伤寒、发热、哮喘、气逆、咳嗽、内伤、痨疾，皆由此生。如饥渴过度，血质渐薄，气力渐减，肠胃渐缩小，缺欠活动，全身软弱，百病来侵，饥馑时症，多从此来。如坐卧居住于秽浊之所，常近秽质、微虫，毒气侵犯，毒血险疾随生。以上所论各疾，皆由失却卫生，不知善自保重，放纵七情所致。若能逐事关心，

---

① 伍员：伍子胥。

防患周密，多方补救，疾恙不能侵，身体得壮健，自得康宁之福乐矣。再查急速伤人之疾，其祸更烈。如近年流行之瘟疫、霍乱、鼠疬、痘疹诸症，死人最急。人更当早图避患之计，切勿近前疫虫发生之所，此为卫生第一要务。究其毙命，何以急速之故，实因毒质潜入血中，发生如电闪之速，此毒质即疫虫，飞扬气中，或混聚于食物内，俱由口鼻两官传入。即伤痕烂口，毒气亦能潜入，一入人身，血脉及腹内，随即发生，由一生十，由十迨至千万，血管为之发涨，五脏六腑，皆不安宁。及其延至一部，如手足之间，塞住血管、液管，立即肿痛，转瞬之间，可肿至如橙之大。人多于此时，方能知觉，其实微虫、毒气，早既传染多时，其于三五天后，始发作者，缘由微虫入血少数，发生未盛，及至多时，疾形始显，是于外埠禁船载客到埠，全为此故。

查疫症发生之源，由贱物、昆虫先沾毒症，如鼠类疫症流行，不知许久，然后传至家畜，如猫狗之类先传，由畜类传之及人。鼠类聚居渠道、墙壁、岩穴，染毒而死。至其腐臭，微虫散飞，混入水中，有之坠入食品，有之飞升气中，有之人沾其一，亦可发生重病，可不异惧，早防其患乎？

细察染疫之屋，不但鼠类身中有微毒虫，即小物如木虱、蚊虫、蜘蛛血中微虫亦在，可知其害之深，虽贱物亦受其灾。此种微虫，最盛于春夏之间，一人染疫，可传及一家居人，若不早为涤除，亦能传及一方一埠。霍乱、吐泻之微虫，以显微镜察之，虽不同疫症，惟其生长急速，损人之害相同。调治之方，实属不易，医治之时候无多，医生未诊脉，药未酌完，病者多不能苏矣。观此而知，其害之烈，吾人岂可不求卫生保身之法，而自卫乎？若能时刻提防其患，免其侵害，即饮食起居，件件留心，早为避害，庶免灾患临身，悔之不及。要知卫生之学，吾人切不可轻忽。

除瘟疫、霍乱、痘科时症于外，可能传染人者尚多，惟是其毒之发作颇缓，非同时症毙命之速。如麻风、花柳、疔毒、内伤肺痨、疟疾、癣癞诸症，均能传染。由亲近同床共饮食，近前衣服共着，同居一房，共同饮食器皿，均能运动微虫、毒质，由一人传染多人。虽杯盆、烟具、碗快存有毒质，亦可传染。癣癞则由蜂传种皮肤而生，肺痨则由病人呼出之气、吐出之痰而传染。惟花柳，则由口鼻、阳物、阴户、伤痕、烂口相贴，大便毒汁入血，或衬一厕，毒气上升肛门，吸入毒气，亦可传染。一经传染，毒即入血，运动周身，时到定然发显。

凡与人往来交接，同居共食，宜察其人有无毒病与否。如有，须当谨慎提防传染，即所用各器具物饬，须当分别，切勿共用。最要者，大小二便，更当细心洁净、熏洗为要。凡为医生者，若临此种疾，用手扪过其患处，宜立即洗净，用臭水抹过，方无后患。

第十三章　论洁净秽居涤除虫毒

疫症毒人，屋亦为之不洁，毒秽、微虫、损人之臭气，必聚其内，若不即行涤除毒虫，熏洗秽物，其患必能延及多人。危险之机，千钧一发，其祸始由一人累及其同居，由同居能延及一方，由一方可传至无限量人数。噫！伊可畏也！凡病人所用之房位、睡褥、床帐、衣服、巾帽、大小二便盆桶器具，不论其症是否凶险，果系传染时症，均属不洁之物，病苗、毒秽气质、微虫难保不藏其中，莫轻小视，能生大害。即口泉痰唾中，微虫必多，传染与人，最为急速，务宜将所有秽物，立即焚烧之为妥。或将全房家私什物，用猛烈杀虫之臭水，熏洗数次。墙壁熏洗后，须加扫灰水，各罅隙加灰泥填塞，毋使余毒留存。若口泉痰涕屎尿各件，则须放杀虫药水避秽，臭水封固桶盖，免至臭毒、微虫泄露，然后送至远方，埋葬地下二三尺深，切勿弃于邻居左右，遗害邻人，又勿掷于沟渠内，致他日为害犹甚。如果患疫症而死者，洁净房舍，更宜急办，不论其所用之物是否贵重，若不能熏洗、洁净者，不可吝惜，急宜焚烧。倘用人力可能除净秽质、微虫、毒气之物，仍不宜放回该房，恐房中空气，犹有秽质，必先除房中秽毒之质，方可自信无害于人。但未携物出房之先，宜将房中窗门、房门封闭，用硫磺二三斤放于火炉炭上，使硫磺焚化熏酷二三点钟久，再焚一次，然后将房中布纸、各碎屑焚烧迨尽，再用滚水或臭水、灰水熏洒洗净各木器、铜铁锡器，确系清净，方无后患。

若熏洗用臭水、灰水，焚烧硫磺等物，不外藉此杀微虫、秽质、秽气，能两样兼用，更为全美。用硫磺之多寡，在乎地方之宽窄，计一千丁方尺空气之房舍，宜用二三斤硫磺为度，方有功力，少则妨其无力，不足杀尽毒虫。近年风气渐开，华人颇知臭水之功用，若时症流行之际，各人当置便，以防其患为要，不论沟渠、厕所，常用之而熏洗，均有裨益。

凡往探沾患时症亲友及服役人等，宜时常提防传染。若肚饥饿时，不宜近前。行路困倦，不宜近前。身体软弱，血气不旺，更不宜近前。若不得已，必要探此病人，饮食须要充腹，或饮些少补药酒，令血气壮旺更妥。而衣服必要穿足，切勿冷着。又肚脐须要用棉带束实，勿被毒气感着，而颈项背脊，冬天须用棉绒护卫，可免感伤毒气。即耳目口鼻，亦要搽些猛烈香油、药水，或带避虫药料、臭丸之类，件件预备，然后放大胆量，壮其浩气，切勿畏怯惊慌。而毒气、毒虫无机可乘，疫患亦可免矣。最好幼铁丝织成炭筒面笠，覆住口鼻，而毒气、微虫亦不能透入伤人，而口鼻亦可以呼吸，此器西药房或可买之。总而言之，凡遇天灾流行之际，吾人当知卫生为首要。即天时地利、风气水土、饮食衣服、屋舍住房各项，须要随时审察合宜与否，逐款防避。凡有家私什物，须当随时洁净，即衣服饮食之物，更当审择。屋宇住房，犹要时常革除秽物，庶免污垢熏蒸，不致微虫、秽气滋生，有损于人。吾人果能随事随时遵守卫生之法，而力行之，虽曰不能尽除灾患，而免危亡，而亦稍可补救于万一。吾人果能同心同志，同寅协力，和衷共济，同守危城，共保卫生，虽外敌殊多，不第不能侵夺，而反为克胜恶敌，而歼灭之。人身之防外患、避灾殃、御毒染，同一理然，愿我同胞，各宜细心讲求卫生之道，笃信而遵行之，自得延年益寿之福乐也欤。

第十四章 论宜防毒蛇、恶虫、野兽、癫狗伤人之毒

疾病伤生于外，能损害生灵之患尚多。人当康健之日，忽能偶遇意外之灾，即如忽逢毒蛇、癫狗、野兽，恶性骤发，立即伤人，由伤口传毒，能伤生命。惟人既受其毒伤，必须急求医治之良法，方可保卫其生命。

凡毒恶生物，伤人无大毒者，其患犹浅。若毒恶者，伤人稍有迟延，常多不能救药。六畜咬人，最毒害者，莫如癫狗，当其狂时，毒性最烈，无论人畜逢着，即受其伤。凡受伤者，其毒即能传染，遗害无穷。若人被狂狗咬伤，狂病亦随即发作，不识亲疏，见人便咬，有如狂狗一般。故人务须早为防备，免受其毒害人。

查究癫狗发狂之源，多见于春夏之交。因其时天气渐暖，凡有毒蛇、毒生物，多由岩穴出外寻食，将其藏冬所食之毒物、秽屑，尽吐出于外，腥臭异常。而狗遍处搜寻食物，闻腥臭之味，无有不食。狗既食，受此恶毒，癫狂之症，随即发作，性乱心狂，逢物即咬，遇人即伤，主人初不觉察，及其咬伤人物，方知利害，此时应即用枪炮轰死之，不至遗害，最为上策。

凡犬之狂病将发时，必有形象显露，或见性情改变，眼睛红色，不思饮食，身多发热，喉痛痒，舌伸出，口流涎泉，坐卧不安，种种凭据，皆显将狂之兆。及其尾垂拖，即喜咬伤人物，狂病大发作矣。人若见其形迹如此，立即用枪毙之，断勿再延其命，遗害无限，杀一犬而救众人，何惜之有。

毒蛇、毒虫伤人，亦由其口内生有贮毒液小囊，及其咬人，

毒液即随牙出，咬入人身血内，毒即发散于血管，运入心肺，致使全身皆受其毒。而毒浅者，不过暂时痛苦。其毒深者，难免性命之虞。欲防其毒入心，即将伤处针灸之，或将伤口之肉割去，或将伤处上下，用带扎紧，免使其毒，随血流行，攻入心肺，亦为妙法。又或急用猛性毒药，研末调浓酒，敷于伤口左近，勿涂其口，以便出毒，此为急救之法。

兹将猛性之药合用以攻毒者，略列于下：

生南星、生半下①、生川乌、生草乌，以上四味，不可服食。

细辛、白芷、苍术、银花、生军②、硫磺、雄黄、威灵仙、樟脑，以上品，每用三五味亦可。

治蛇毒人生草木验方：（七叶一枝花）、英雄草③、川椒荆根、半边旗④、金不换⑤、救必应（即白木香皮）。

又一神方：（用木虱血）开酒涂患口左近，勿封口，如无生者，即用干的研末冲酒敷之，究不如生者，更有功力。或将此木虱血或末，冲酒饮之更好。此乃前人传授，幸勿轻视。

野兽伤人，常多偶遇，间有受猎人追逼穷困，必定伤人，以图逃脱。人若被恶兽所伤，调治之方法，亦照上所论，择而用之可也。但亦要即行调治，不可迟延，免致毒深伤心肺，亦为危险所关，不可不慎。若其毒仍停伤口左近，倘不及早除去，其毒则成毒疮，此时宜早剖割，庶免毒血脓水延及周身。而伤口常时洗涤洁净，用药敷之，勿封其口为要。

---

① 生半下：生半夏。
② 生军：生大黄。
③ 英雄草：中药"陆英"别称。存疑待考。
④ 半边旗：中药"半边莲"别称。
⑤ 金不换：中药"罗勒"别称。存疑待考。

第十五章　论急救水浸火伤之危险

　　舟楫往来，常遇两船相撞，飓风倏起，多遭覆没。水灾其或洪水泛滥，死人无数，间有未死而获救者，人若明急救之法，可能出死入生。大凡救生一事，人人亦知分所应为，各尽天职，恻隐之心使然也。人经溺水，心绪必定惊忙，不善泅水，定遭沉没，不能呼吸，死有断焉。倘能救起，察其身暖，气犹存，心房仍有微动，尚有生机可期、复苏之望，即当设法急救，切勿迟延，以致误命。试思一人失足坠水之际，生物溺水之时，其惨苦情况，不堪言状。虽生物不能言，而求生之心，必切其鸣也。哀！倘遇救生，不胜喜跃。况人遭危险，而得还生，想其欢欣喜乐，感戴二天之德，当何如耶！

　　凡遇溺水之人，拯出之后，即宜用干布抹去其口鼻中草屑或泥砂、口涎等物，使养气能出入。后则放其昂眠，贴高枕头，令其首向天垂低，执其双手，举高过头，少顷，复将其手屈下，压其胸胁，用力一压，使其胸肉灵活，肺管伸缩，能接养气入肺，再三将其手不歇，伸屈至其能自呼吸为止。倘用此法无效，即将其人翻转抱起，覆于牛背上，或铁锅，或大酒埕亦可，务使腹中所饮之水吐出为要。因胸中多空气房，使肺能开合无碍。既得自能呼吸，立即除去冻湿衣裳，换回干净棉衣。另用暖水樽，暖其四肢及周身。又用棉绒擦其周身，或捶烂老姜，擦其周身亦可。或用呕药，令其吐出所饮之水，务使血气流行方止。及其能知觉时，则进温暖茶汤，令其缓饮。犹要多着暖衣，勿使其身冷着为要。凡救起溺水之人，不可抱其身首直立，又勿令其头覆面垂低，有碍气管不通之弊。宜放其身于草地或床板上，使其面仰天。其颈用一高些软枕贴高，令其头向天垂低，气管得以伸舒，仍用其双手伸屈之法，助其呼吸。若任其侧身屈曲，喉管不舒，气息蔽塞，养气难入，常多气绝，不能挽救。如其能照上法而行，间有虽气绝，常多续回生命。人患无恒心、细心，致使错误人命耳。惟望读者，幸勿轻忽，务求能尽个人之责任，行吾分之所当行是已。

汤火伤人，害亦不浅。城市中，失慎火烛，焚烧铺户，每届冬令，日有所闻。人若一旦逃避不及，即将身葬于火中，年中不知凡几。若其人在焚烧之屋遇灾者，先由火烟灰气，一旦酷晕失魂，然后受焚。若遇走火，被烟酷息气者，尚离焚屋远的，即宜用清水或湿树枝，掷入其人身傍，使养气供其吸呼，急速将其身移出，安于清气之所，用湿布巾扑其头面。如仍不晓自行呼吸，即用双手，执其手臂，举上头顶，再三屈伸，如前救水侵①绝气之法，务须使其胸中炭气尽除，养气舒入，复回原气，供其血脉流行，方能苏醒。此法最为紧要，人当须知。倘人身受焚烧，抑或滚水、滚汤伤及皮肉，宜急剪去其衣裳，不可损破小泡，断勿用冷水淋之、浸之。若用冷水，其伤加重，即宜用淡石灰水和生油各半校匀，用羽毛涂患处，干则再搽，然后请明医调治，可期速效。大凡汤火伤人，其内必有火气，宜用清凉解毒之剂，先止其痛，消除火气，是为首要。

---

① 侵：疑误，恐为"浸"。

第十六章　论急救跌打刀伤折断筋骨

跌打、刀伤、脱骱①，折断筋骨，亦常有之事。重者立即气绝，甚至损命，轻者不能行动。人若不知卫伤之法，不明助救之方，更多加重其伤。即如一人由高坠下，仅折断其腿骨，皮肉无损伤，断骨未显露，其人必不能行，即倒眠于地，须凭人扶助，可能回家。若不小心提防，立乱扶抱，反将其折断之骨尖利之处，刺破肌肉，反为深伤，痛苦固然加增，危险从兹立至。常人不识医道，不明全体骨格，故不知若何安置，故人必须知卫护之法，细心照料，务使伤者脱危险，不致再受重伤之苦，暂时须用善法，小心护卫，必候医师到来调治，方保无虞。

凡人既经受伤，无论折骨或脱骱，宜先问伤者，究竟伤在何处，说明确据，用手轻轻摹索查究。果系断骨，即寻一竹木破开，用以夹住伤处。又用手巾或布带，将其折骨处，上下札实，然后可移回家。须要用被或毡盖住，切勿露风感着，并避秽气近前。若骨之断处，骨尖露出，更宜小心，勿使刺伤左近血脉，以至流血不止，遗害更深。如腿骨折断，宜用稍长竹木，由腿骨直夹至腰间，更将其好足，相帮借力，方可抬之而去。若是手骨折断，两足无伤，尚能自行，宜先先②夹好，用一手市③或布带系于颈上，将伤手挽住，吊高一些。若无手巾、布

---

① 脱骱：即脱臼。
② 先：疑衍，当删。
③ 手市：疑误，恐为"手巾"。

带，可将其面前衫衿割破破①覆上，作一吊袋承住伤手，务使伤者，早得回家，延医调治，而免废坏之痛恨。

---

① 破：疑衍，当删。

第十七章　论急救服毒垂危
当用何法可能挽救

　　毒药误人，各国皆有。其中有自愿服毒求死者，间有误服毒药致死者。年中统计其数，指难屈算。若能设立善法，果可起死回生，功莫大焉。如人自寻短计，而戕其生者，固不足惜。惟无知误服毒质，而丧其命者，殊属堪怜。抑或服毒不多，得有良方解救，即可挽回。此亦卫生学中，个人应知应为之分内事也。然人既服毒药，首要查明所服者是何毒质，果能指实，当用何药，自有把握。不致临时仓忙，毫无方针，不知所向，多延时候。毒重者，生机既绝，虽有神丹，恐难挽救。凡遇此事，审其尚有生机，片刻不容稍缓，急将呕吐之药，如白矾、青矾、胆矾之类，三件得一，即可试用。宜秤一钱至二钱，研末开清水十余两，将服毒者灌下，如若牙关紧闭，即用牙快关开其口灌入。若能呕吐毒水，便可救生。最好左近若有西医，请伊带器具到家，将药水灌入肠胃，抽出毒药，必能回生，犹须急速为要。常人自服、误服之毒物有三种：其一为植物毒质，其①为动物毒质，其三为五金地矿毒质。

　　兹将平常人所知三种毒质，略列于下：

　　一、植物类：鸦片烟、大茶药（又名断肠草，最毒）、巴豆、闹杨花②、马钱、颠茄、木鳖子、火秧头（又名火山树）。

---

①　其："其"后疑缺"二"字，当补入。

②　闹杨花：中药"闹羊花"。

二、动物类：孔雀血、斑蝥虫、微毒虫、恶毒蛇、鸡泡鱼①（别有一种甚毒，非平常人所用者）。

三、金石类：砒霜（又名信石）、铅毒、锑矿、水银、黄丹、银朱、铜绿，各种矾及一切强水浓酸等质。

按：植物、动物、矿质诸毒品，名目虽多，其最急速伤人生命者，惟有断肠草与鸦片二物为最毒。而断肠草较之鸦片犹为猛烈，伤人最急。凡服此毒，急宜用呕吐药或泻药灌入，令其呕出毒药为要。

一神效方：用泉稿树二郎皮（或铐花亦可）、山大颜、崩口碗②、苦勒葱、白花草、狗肝菜、油葱③等，共擂生绿豆、生米少许，用阴阳水冲，去渣灌入，虽不呕吐泻下，亦可挽救。断肠草之毒性最猛烈，食之能令人痾呕、腹痛、肠痛、抽筋、坐卧不安，痛苦难堪，时刻叫痛，随地翻动，怆地呼天，痛至肠断，然后死。欲救此毒，急宜呕泻并服，务使毒质早离肠胃，再用浓汤、米浆、麻糊，热而饮之，而暖胃气，方可救之。鸦片烟膏戕生者，多用此毒，无论其是生膏、熟膏、二烟膏、摩啡粉，其毒性伤人一也。而其性能醉人，使人失知觉，熟睡而死。初服时，脑筋尚未全醉，或有晕闷作呕之状。及其溶化，渐透入脑部，知觉全失如沉醉然，目珠直视，眼帘开合不灵，眼睛瞳人缩小，呼吸气速，喉内痰滚，淹淹一息。查验之法，先查服毒者房中，左近台上杯碗有无余迹留存，验明确系鸦片否，若无此据，再查其口唇、牙齿。若有鸦片形踪，则用湿鸭毛扫之，洗于清水杯中，即能分辨。又或用鼻孔闻其呼出之气，果有烟味，如眼睛缩小如幼针，有此凭据，可断服鸦片毒无疑。

①　鸡泡鱼："河豚鱼"别称。
②　崩口碗：中药"积雪草"别称。
③　油葱：中药"芦荟"别称。

急救之法，最好即请西医，用救服鸦片毒机器，引药水透到胃部，漂洗烟毒，又将机器抽毒水出外，如此连做二三次，烟毒可能洗清，其人亦随渐清醒。若无此机器，急用诸般呕吐之药，务须令其吐出所服之毒，切勿待其在胃中溶化，伤及胃部，遗害更深。断不可任其熟睡，必须要不歇摇动其手足，虽鞭扑之亦可。如任其沉睡，最为危险，有时一睡不能复醒，莫能救药矣。倘其人服毒尚少，或救之将醒，即用人扶之行动。又将湿布扑其头面，鞭其背脊，摇动其手足，如能饮茶，即以浓茶、浓架啡①，不必用糖，多饮醒脑之药为妙。虽是救得醒活，应答、知觉俱灵，而醉性究未尽除。危险虽出，犹不应任其静卧，因烟毒犹足迷剧脑筋，亦防误命，必须要助他行动、玩耍、谈讲，多饮浓茶、架啡茶，助其速醒为要。倘遇服毒者，气虽似绝，身犹温暖，生机尚在，即用人事助其呼吸之法，执其双手，举上头顶，复屈压下其胸胁，伸缩连环不绝，至其能自呼吸而后止。此救续气息之妙诀也。

闹杨花之毒性，亦常令人醉死，如鸦片之毒无异，惟是无眼睛缩小之形状。服此毒者，呼吸略缓，牙较关闭，或有吐泻之等弊。救治之法，宜急请名医灌救，用呕吐之药如前法。

马钱亦为药中毒品，其味极苦，其性最能迷晕脑筋，令人不安。服之者，牙骸②、手足俱硬，常发抽筋，皮肉缩小，瞳人散大。调治之方，首要呕吐。其之法，亦照前论。颠茄之性，最敛脑力之质，能使服者喉干口燥，停顿心房动力，瞳人散大，迷醉难醒，死人略缓，救治之法，均照前说。

砒礵之性，亦为最毒之质，伤人甚为猛烈。质坚难以消化，食之入胃，粘贴内皮，痛如火烧。全胃之血管发炎，皮变红色，

---

① 架啡：粤语方言，咖啡。
② 牙骸：牙白。

服后四五日，其痛更甚，肠胃痧气大作，呕泻并行，腹痛逾烈。翼日即觉全体销瘦，顿变形容，腹部肿胀，两足缩起，不能伸直。内皮受伤腐烂，如若肠穿，必死无救。倘服不多，内皮不甚受伤，犹易调治。而治之方法，亦用呕泻兼行，多食菜、豆浆、米浆、芝麻糊、火麻仁。凡助消化之药物，宜多服之。至用呕吐之药，均照前方。总要早治，庶免误命。

五金之中，水银最毒，铅则次之，水银能杀微虫，余外各质，均属为害之品。水银银朱，性能毙杀虫类，人服之入腹，无论其曾否制成丹末，性尚未变，运入血管，藏之内皮、肉丝之间。肠胃液管发涨液汁，肚痛水泻，由此而起，牙齿浮松，牙床肉骨发肿，牙齿随之自脱。常见人染花柳症，求医于庸常医生，包医急期全愈，用水银制成丸散之类，轻重水银不慎，遂至服药者，发水银毒，满牙床肉、舌喉俱烂。犹瞒病者云，用药攻毒，由口而出，实不自知，此乃水银之毒所致。虽则无性命之虞，而水银坠毒，藏匿于血中、肉丝中，不知要许久，方能清洁。间有多服者，肠胃生病，及别样疾病并发，甚而毙命。则仅知为花柳病所伤，竟不料是水银毒之害，诚可悯恤。惟望贪风流染花柳疾者，慎择良医，免误终身，莫贪医治价廉，为限期包愈之望所害。风流疾用资买来，当求善价沽去，免受江湖术士、庸医之害。误中水银之毒、铅毒之害，二者相较，大同小异，能使大肠发炎、穿烂、疴痢等弊，日久皮肤发出小斑点，脱皮肉烂，发大热病。服者宜求名医治病，庶不有误。其余各旷①质有毒者，其类极多，化学制造器皿材料，如枧水、桐油、靛漆、火柴头、药料各等，均有毒质，不能尽述。如有误食者，宜用呕泻之药，使之早出肠胃，兼用内吞生鸡蛋、绿

---

① 旷：疑误，恐为"矿"。

豆、米浆、橄榄油之类，润其肠胃内皮，使毒团结，随泻药而下。如用泻药，则用泻油，或用泻盐一二两，先用滚水消化，加些生菜油或橄榄油为安稳。

草木毒、矿质毒以外，动物、虫类有毒之质尚多，如斑蝥又名花罗虫、孔雀血、蜈公、蛇蛤之属，均有毒质，人当谨慎戒食为要。凡食毒入腹，不久觉痛，当即放呕、放泻，不使久存胃中为妙。倘呕后，痛仍不止，可用泻药逐之，由大肠而出。如斑蝥虫之毒性，用之射猎，可能毒死猛兽，其烈可，岂可乱用而食之入胃乎？

第十八章 论急救危症、 论酒醉人亦当防害

凡人饮酒醋醉，不宜用火近前，务须将其人安静睡卧，贴高枕头，昂起其面，令其常吸清气。而衫领颔下之钮宜解宽，免其阻塞气管，碍其呼吸，不通养气。又多用热水洗面，多饮浓茶，及各解酒之品，冲淡酒气，便易清醒。醉时不宜食烟，以加其醉，切勿近其口面，画着火柴，恐其酒气呼出，遇火引之，即能焚烧，故当防之。

论急救羊吊中风中痰要诀

羊吊之症，皆由脑部受病，有若机器之受阻力，暂时不能活动。此症忽然发作，即时牙骹紧关，口泉、水泡、痰涎多喷出于口鼻，而且口眼窝斜，手足抽掷，呼吸为之阻滞，面色改变，当时若无人扶救，亦恐毙命。凡遇此症发作，近者不必惊慌，一见即用双手扶持，免其坠落地下，遇着坚硬尖利木石，撞伤其头脑，虽不死于羊吊，反恐死于跌伤险要部位。故宜即用双手抱其上身，放低眠于平地，面昂向天，令其多纳清气，抹去其口鼻之泉泡、痰涎，免碍其呼吸。并解宽其颔下之钮，放其全身平直，又举其双手，压放口鼻、喉颈之间，如得呼吸照常，少顷自可复活。此症只可用外治，宜用驱风药如生姜、薄荷油、如意油、樟脑油、松节油之类，擦其头部太阳、额门诸穴，及其醒后，即用热茶、热汤，令其饮之。若在路上，无方便之药，即移其身至阴凉树下，免被日晒雨洒。其余俱照上法看守，不多时，自然复活。又若见其呼吸暂停顿，宜即将其双手，照前之法，屈伸多次，助其呼吸，待其脑部之壅血行下

胸中，不能压住脑部，转瞬间亦可复生。切勿任其自倒，伤及要部，或覆其头面，屈在无清气之所，致使口鼻不能呼吸，生死机关，全防此误。

中风中痰，若同一病，总因人身血气虚弱，一旦偶感风寒，忽然眼目昏花，暂失知觉，把持不住，全身无力。即时晕倒在地，痰涎滚滚，四肢抽搐，治法俱照上论羊吊症调理之自愈。但要将其人放平仰卧，少顷危象既过，呼吸照常，方可移之。回家即用温暖茶汤饮下，又要提防风寒感者，务宜多着棉衣，另延医生调理，补其气血，若得质体壮健，此患可除。

第十九章　论结婚配偶如何合宜

　　天地生人，有男女，然后有夫妇，男以女为室，女以男为家，此人伦之正道，人所共知。然各国风俗不同，嫁娶之礼各异，此不足论。惟其关乎卫生、保种之要义，损益甚大，人当须知。是故外国重订婚姻律例，不容干犯，无非为保种、保国计，诚善政也。若男女婚姻太早，如物之未生长，果之未成熟，同一理耳。物未长强而用之，必不久耐，因不坚实故。若果不熟，其味不甘甜，难免苦酸异味。人若未及长成，早日强为婚嫁，必然伤残肢体，疾弱毕生，纵能产育婴儿，其质多属孱弱，气力必不强壮。是于外国婚姻条例，别开一衙门，专管男女婚姻嫁娶事宜，倘年岁未及期，决不准嫁娶，干犯国例。

　　兹将各国定婚嫁娶年岁比较开列：

　　英国：男二十五岁以上，女二十岁以上。

　　法国：男二十九岁以上，女二十五零四个月。

　　德国：男二十六岁以上，女二十四岁以上。

　　瑞典国：男三十岁，女二十五岁半。

　　美国：男二十五岁，女二十四岁。

　　日本国：男十七岁，女一十五岁以上。

　　丹麦国：男二十六岁以上，女二十三岁以上。

　　人之生长，由母胎生产后，从渐长养，尚须年零，始能企立，然后学行。可知其筋骨未坚，用力不稳，及其膝盖骨全备，筋骨渐强，然后步行方定。至八九岁，筋骨、毛发、牙齿，为之一变换，质体稍觉坚实。至十六七岁，内脏、心志、思想，又一变换。自孩提，由童及冠，至二十二三岁，而全体方为完备。

夫人之有结婚，本属人伦之首要，亦为养生之利益。惟是男女结婚，未及其时，而体格未全备，则反受其损害。西国大博士，考察男女早婚，受夭折之害者，为数固多。然男女长成不婚，与长成已结婚，二者相较，死亡人数，则以不婚者居多。可见男女长大结婚，可获裨益，不婚反多死亡。

凡为人父母，孰不欲早抱儿女，子孙蕃衍？因此渴望早得儿孙，遂将其子女，未及年期，早日结婚，不计及早日结婚之害，将来贻误子孙，更多有男女，未及长成，强配与年龄相悬远者，其害犹甚。

婚姻之结，夫妇之成，除却年岁既及外，关乎卫生道者尚多。如择夫婿家族之强弱，媳妇家族之盛衰，姻家种族是否清白，有无年流疾病，体格之肥瘦，容貌之美劣，黑白之色泽，粗幼之皮肤，长短之年寿，事事留心访察，方不失配偶相当，可得卫生之益。西国文明迭进，上流社会之人、贵族人中，择配犹为谨慎，稍不合格，必不结婚，吾再详细论之。

以体格而论，先分强弱。若其种族，父母原是肥胖高大者，所生儿女多属肥大，瘦弱者，则多属瘦弱，矮细体格，则多属矮细，此天然之定理也。其次，则分容貌，分肉色、毛发之色泽、皮肤之粗幼，此细节虽非关乎卫生之要，但为他日所生之儿女计，全在乎此。倘其貌非从患疾而至丑劣者，不在此例。如确是天生丑貌者，他日所生儿女，多随其父母形样，如烂眼扁鼻，如孖①手足指，如露牙，每有明证，不像其父，必像其母。皮肉之色泽亦然，粗幼亦然，父母皮肉黑者，产儿皮肉近黑，白者近白。更有博学家云，长命种，每多命长，短命多生

---

① 孖：粤语方言，成对、双。

短命。此节由疾恙康健所关，亦非全关乎传种事。惟必择其家族，有无流传之疾是为首要。如麻风，如痨伤，如染花柳毒，如酒风、羊吊、癫痫诸症，皆能传染至子及孙，择配不慎，其害非轻，不但传染子孙，亦能传染为夫为妇。夫有疾，可传与其妻，妻有疾，可传至其夫，甚至可传及同居之人。疾病之关系在此，康健之关系在此，年寿夭折之关系在此，种类子孙之繁稀亦在此，子孙血质之清浊在此，其夫妻二人毕生恩爱在此，其二人一生之乐意忧虑，所有损益，总在乎此。

　　人由思想过度，忧闷过度，遂至伤生，先损其脑，后损心肺，肌肉发生停滞，从渐身体瘦弱，各病随生。若能早日善为调治，犹可挽回。倘若病至沉疴，虽有神丹，莫能补救，故吾人欲保卫生，须预早防患为要。

医学卫生篇草跋

好生恶死，人之常情，起死回生，众所同欲。是以各求妙术，欲免疾恙，而获安康，搜索仙丹，冀享长生而不劳矣。堪叹人多求生，究不识卫生要道，虽欲免死，终莫能得不死良方。若此生死关头，实人生所当首要而省察也。然吾人既欲其生，则当知卫生之善法，又恶其死，亦宜求免死之金针，果能每事谨慎，逐款提防，人人各求卫生，自得卫生之益，个个遵行卫生，便见卫生之功。此不第自卫其生，必须保卫家人族人，兼卫乡民国民，并卫群生，同登仁寿之域，共乐延年之天，方可稍谢吾人之责任耳。试观省港诸属，时症流行，历年不绝，死亡相继，屈指难稽，流毒生灵，正如狂澜莫挽，灾伤众庶。每欲补救无方，只得听之于天，安之于命，束手待毙，徒唤奈何。目击心伤，实堪悲悯。兹幸得吾友江英华者，素在香港西医学院，练习西医，历有年所，期满蒙本院大医师考选，超等出身，给发凭照，准行济世。又蒙港督查验确据，盖印颁行，后游历南洋群岛，施医多年，复蒙叻①督选为军医数载，叠蒙赏识。曾经考验各岛风气水土地道之宜否，详究诸般疾恙变幻之异同，验症固有把握，药到无不回春。今于本年六月间，倦游返港，侨寓隐居，悬瓠济世。近著有《卫生指南》一书，出而问世。凡所语论，堪为公益，同人仆得读之，曷胜钦羡。即速吾友，早为印行，急救同胞，速解倒悬，务使人人讲究卫生，共遵卫生，同保卫生，必求德被群生，均获卫生之大益。从此众生卫

_____

① 叻：中国侨民称"叻"为新加坡。

生大生广生，而生生不息也已，是为跋。

　　时在

光绪　年　月　日

大英　年　月　日

　　　　　　　　　　　　　　　　　　　　　云游野叟敬跋

卫生至宝图说

卓凤翔编辑

《男女卫生至宝图说》序

　　尝考洪荒开辟之初，天地生人之始。《西京杂草》载：所生二人，男曰亚当，女曰夏娃。《神仙通鉴》则谓：大地中央，湿热相蒸之处，产出之人，名曰黄老。黄老栖止岩谷，采取精月华①，自能洞晓阴阳，牝牡乍交，胚胎始结，育有两婴儿妊女，自是人类因而渐蕃。又云道祖②言，洪炉孕象，大块甄形③。吾人当体天地之德，代为陶蒸生植，乃为无负。中国处大地之中央，自生人以后，不知阅几千万年，而乃有此四万万神明之胄。追原其始，则此四万万神明之胄，实由一男一女所递嬗而生者也。知四万万神明之胄由于一男一女递嬗而生，则必各遂其生，各保其生，然后能大生广生，而生生不已。此男女卫生之法，不容不讲矣。中国言卫生之书，历代医学多所发明，至专言男女之卫生，则考之往籍，未能详备识者，以为憾事。香山卓岐山先生，以中国通人游历各国越二十余年之久，见闻日广，才识日增。且先生平日素精岐黄之术，藉是考较中西医学之同异，与各国名医常相往来，默念男女卫生之法，中国尚恨阙如。因而专意求求，采取西医精绘之图，于男女全体之功用，生育之机械，有确然可凭者逐一仿摹，复参以《灵枢》《素问》之旨，证其理解。凡数易稿始成，是书名曰《男

---

① 　采取精月华："精"字前应有一"日"字，据文义补。
② 　道祖：即玄玄上人。《历代神仙通鉴》："道祖太虚无极，上号曰玄玄上人。"
③ 　洪炉孕象，大块甄形：烘炉、大块代指天地，象、形代指人。《抱朴子·勖学》："鼓九阳之洪炉，运大钧乎皇极。"

女卫生至宝图说》，使阅者按其图、考其说，则造物生成之妙，与天地化育之机，皆了然于心目。且是书约而不繁，浅而易明。中国言卫生之书所未及者，得此书以补其憾，是诚为不朽之业也。吾知此书一传于世，则中国男女，人人皆知，各遂其生，各保其生，异日者，四万万神明之胄，如瓜之衍，如椒之蕃，中国种族之强，全球各国皆莫与京矣，岂不懿哉！

光绪三十二年岁次丙午番禺李启祥石樵序

男女卫生论

　　昔孔子之系《易》曰："有天地而后有万物，有万物而后有男女。"① 又曰："天地绸缊，万物化醇，男女构精，万物化生。"② 盖男女者，乃人道之始也。男女各得其养，然后种族蕃衍，而国势亦因之以强。地球五大洲，言民数之多，推中国为之冠。然中国四万万人之数，其说始自乾嘉之时，迄今已越百年，以理论之，当一衍而为四五，是中国今日之人数，当在十余万万以上矣。乃数年前，欧洲各国欲稽查寰球民数，照会③中国。李文忠④通饬各省，一律统查，合东三省计之，于四万万外，所增只二千余万，是此百数十年中，生民之少，实出人意料之外。虽盗贼水旱疾疠，近三四十年内，人之死亡者，不可数计，然亦何至欲一衍为二而不可得？推原其故，盖由中国男女，迩来不讲卫生，有以致之也。天地之生人也，男属阳而女属阴，男之宝在精，女之宝在血。然使不明全体之功用及生育之机械，则交接不得其宜，孕产不得其法，不特无瓜瓞椒蕃之望，且甚至疾病缠扰，短折可忧。此书专以卫生之法，指点详明，绘为分图，缀之以说，使世之男女，人人查阅，则全体功用、生育方法，皆了然于心目之间。男子求嗣，如左券之可

---

① "有天地而后有万物，有万物而后有男女"一句：语出《周易·序卦传》，原文为"有天地，然后有万物；有万物，然后有男女"。

② "天地绸缊，万物化醇，男女构精，万物化生"一句：语出《周易·系辞下》。绸缊：《卫生至宝图说》"卷内错误改正表"改为"缊缊"。

③ 照会：外交用语，指不同国家的政府间的相互通知。

④ 李文忠：即李鸿章。

操；妇女产儿，当分娩而无苦。即延年却病，其法亦无俟他求，其有益于人，诚非浅鲜也。余撰是书，详考审订，多历年所。采西医精细之图，证以中学精粹之理，参较微眇，各择所长，故能分秒无差，毫厘不谬，识者自能辨之。吾尤愿阅是书者，将男女卫生之要旨，传之家庭，传之宗族，使凡通都大邑，僻县穷乡，人人知所以自卫其生，无误于歧趋，无淆于俗论。数十年后，我中国神明之胄，生齿之繁，有非巧历之所能计者矣，四万万云乎哉！

　　　光绪三十二年岁次丙午广东铁城卓凤翔甫岐山著

饮食起居论

　　《洪范》六极①，弱居其一。盖人必身体强盛，然后可享康宁之福。若体至于弱，则形神俱惫，百病丛生，其为极也宜矣。夫人之弱，多由人事致之，而人事亦可补救之。察其致病之原，求其补救之法，则饮食、起居，二者不容不讲也。饮以养阴，食以养阳，然必饮食有定期，兼有节制，然后能调其阴阳，而不至失其所养。若不时而食，则肠胃难于消化。或过时而不食，及多食而无度，则肠胃不安。大人变食滞之病，小儿成疳积之证，不可不慎也。肉食为日用所必需，惟油质过多者，食之易生积滞。猪肉为油质最多之品，夏日炎暑，宜少食为佳。因猪性喜污秽，毒气易于沾染，微虫毒种，隐聚于血肉之中，若误食之，为害非小。且肉味浓厚，性本腻滞，倘遇风寒感冒等证，更宜戒之。牛羊等肉，于人最为有益，健脾开胃，且能消食。西人以为常食之物，故气血壮健，过于华人。由是言之，欲体之康强，饮与食固宜留意矣。至起居之币②，又不可不知。人受天地之气以生，空气之中，养气足以益人，炭气足以损人。人生百年，吸养气而呼炭气，绵绵不绝，得以长保其寿命，则起居之地，关系匪轻。居处宜择山林，盖峻岭茂树之间，最得天地轻清之气。观古来林栖谷隐，泉石优游者，往往享期颐之寿。稽之往籍，事有明征。其或居在平原者，亦须多植花木。及种青竹，环绕屋庐，因花木与竹等物，专收炭气，吐养气，与人之呼吸，相为补益也。至屋之方向，宜坐西北向东南。楼

---

① 六极：凶短折、疾、忧、贫、恶、弱。出自《书经·洪范》。
② 起居之币：《卫生至宝图说》"卷内错误改正表"改为"起居之法"。

高须一丈有余，上下层四边，宜开窗牖以纳天气。屋瓦之上，宜添瓦一层，以免为暑气所蒸。屋顶天花板，须开通气筒，使炭气藉以疏泄。切勿泥风水之说，致碍卫生。其他夙兴夜寐，不可无节。构思作事，不可过劳。平喜怒以保气，节嗜欲以养身，亦不可视为起居末节而忽之也。按道书之，饮食者养其形也，起居者调其神也。形神皆得其养，则强者不至于弱，弱者可变而为强，五福①之寿，不难操券而得矣。中国之人，每多患弱，皆由饮食起居，未知卫生之法，故不能如西人之强。若知此法以卫生，则中国无弱民，而中国且成为强国。此则余所馨香祝之，而思旦暮期之者也。

---

① 五福：即寿、富、康宁、攸好德、考终命。出自《书经·洪范》。

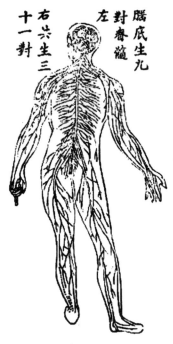

周身脑气筋图

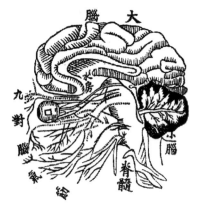

当面破边脑部图

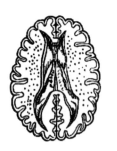

横割大脑见左右水房图

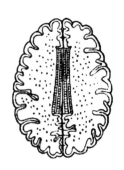

横割大脑见当中相连图

脑为全体之主论

凡人有脏腑之司，各适其用，以互相济而养身形。又有交接传胎成孕之具①，以司传其种类。而更有主宰觉悟动作之司，以应外事者，即脑是也。古人云：人为万物之灵，万事皆发于心，实未知灵之在脑。又云：脑为元神之府，亦未知脑之功用。盖人之脑最大，较万类之脑，或相倍蓰，足推人为万物之灵，而其灵则在脑也。或问脑即人之灵魂否？答曰：脑非人之灵魂，乃灵魂所用之机，以显其思虑行为者耳。初生小孩，无脑者死，脑少者痴。脑中或有脓血水胀，或生热，或骨压，则失本性而朦昧不明。或卒遭跌磕，震动其脑，则头目迷憒。推而言之，眼无脑气筋②则不能视，耳无脑气筋则不能听，鼻无脑气筋则不分香臭，舌无脑气筋则不知甘苦，周身手足之能知痛、痒、冷、热、软、硬、涩、滑，及能记古今、应万事者，无非脑之权也。或问脑在头颅之内，何能运用遍身乎？答曰：脑在至高，为一身之主，但其气筋（色白运传脑之气势者）分派如绳、如线、如丝者，总名之曰脑气筋，缠绕周身，五官百体，皮肉筋骨，脏腑内外，无处不到，故全体听脑之驱使，无不如意。倘手足肉之脑气筋坏，即废而无用矣。然昆虫众类，亦必藉脑始有动觉，惟与人类兽类之脑不同形，有生于脊者，有数脑如珠相连者。百足之虫，节节有脑，故断其身，两半皆能走动也。

凡人自初生至二十岁时，脑随年长。至二十四五长足之年，

① 交接传胎成孕之具：指子宫。
② 脑气筋：近代医学界对颅神经和周围神经的统称。

全脑约重三十六两零①，自三十至四十岁时，脑亦微长。四十至五十，脑定而不长矣。五十以后，年将老弱而脑略轻减。女人之脑，约少男人五六两。西国书有量脑之法，以九十度为率，其法用一机矩，将一端自耳孔横度至鼻孔，又将一端由领②骨上量至额，然后视两端相去几何。额之高者，约得八十五度。额斜削者，约得七十至八十度之间，大抵度愈多则人愈智，度愈少而人愈愚。因度多者，则头骨阔而脑必大。若度少者，其脑亦小矣。故智者之脑，必大且重。西国有上智之士，死后，人剖（音掊）挖其脑秤至③，共重五十七两。又一智者，脑重五十四两。又一人脑重四十八两，斯皆脑之奇重者，其人聪明特达，巧思绝伦，无出其右。又有痴蠢之人，五十而死，脑重一十八两。又一人四十而死，脑重二十一两。人固以脑轻重为愚智，而兽类亦然。猩猩兽之最灵者也，以机矩度之，约得五十六至六十度，几与庸人相埒（音劣），若家犬则三十五度，羝（音低）羊得三十度，马得二十三度，他兽愈愚，度亦递减，下而鳞介，则无度焉。

人之脑最贵，在至高之位，周围有骨包护，诚不易受伤。西国医士，或观死人之脑，在额上半截，展割其皮肉，后锯（音据）其骨。见脑充满头颅之内，全无虚隙，脑外有胞三层，首层即骨内衣，坚韧（音刃）略厚，紧粘于骨。次层双胞膜，中有湿润，一边连近骨衣，一边反包其脑。第三层有薄膜，随其浅深盘曲之缝皆到。脑纹与猪羊略相似，左右有血脉管两支分布（两枝在前，两枝在后）。此管由心而出，运血养脑，以

---

① 全脑约重三十六两零：《全体新论》卷三作"全脑约重三磅零"，后注小字"一十一两六钱为一磅"。
② 领：《全体新论》卷三作"颔"。
③ 至：《卫生至宝图说》"卷内错误改正表"改为"之"。

全体之血计之，脑得七分之一。脑虽主使百体，还须赖多血养之，其管乃傍食喉栱（音拱）上骨缝而上，将至脑际，蜿蜒（音剜延）而入，故不冲激脑体。脑分左右两枚，胞膜间之，故左右不至相逼。两枚正中之下，有横纹筋丝相属，其下有水房，水房之中，有薄膜间分为二。反看脑底，则脑之左右皆有三叶，分前、中、后，而内实相连。脑底有脑气筋九对，第一对入鼻司闻香臭。第二对入眼球司观万物。第三、四、六对入眼肉司运动。第五对每分前、中、后三大支，前首支从眼窠①（音科）上骨孔而出，分布于头。中次支从眼窠下骨路而出，分布面上，亦分小支入上牙床，散布上齿，后第三支入下牙床，分布下齿，从外孔出，分布下颏。又分一支入舌，此三支俱司觉痛痒。第七对分二支，一支入耳内司听声音，一支出耳门底分布面部，司运动。此支若坏，则眼口俱歪（口左歪则右筋坏，口右歪则左筋坏）。第八对傍气喉而下，入心肺与胃，司运用。第九对入舌，司运动即刜②五味。

横割脑上小半，见其缝灰粉色，或阔或窄，中之色白。再横割大半，见两边各有水房，近前两角形相反向外，近中两角形曲向下，近后两角形相对向内，左右房皆有水，故曰水房。

大下脑之③，蒂连小脑一颗，亦分两枚。其上有坚厚胞膜与大脑相隔，故无压逼之虞。直割看之，灰纷④色微红，有纹如扁柏，中有小水房，其重约得大脑七分之一。

脊髓者，由大小两脑直生而下，为脑之余。盖承脑之驱使，分派众脑气筋之本也。西国医士剖开脊骨考验，见胞膜三层，

---

① 窠：《全体新论》卷三作"窝"。
② 刜：《卫生至宝图说》"卷内错误改正表"改为"别"。
③ 大下脑之：《卫生至宝图说》"卷内错误改正表"改为"大脑之下"。
④ 纷：《卫生至宝图说》"卷内错误改正表"改为"粉"。

膜内有清水环护脊髓。髓质与脑质同类，比手足骨内之髓，大相径庭，亦谓之髓者。盖中土无名，不得不沿其旧耳。其形如两柱并立，而中相连，前后有直缝分间，内灰色而外色白。自枕骨大孔下垂过颈骨、背骨，直至腰骨之次节而止，上下略大而中略小。自颈背骨第三节至第六节，左右分派脑气筋入手，故髓柱略大。又自背骨第十节至腰骨第一节亦然，因左右分派脑气筋入足故也。每柱之旁，各有竖①（音祖）纹间分前后，故有柱前柱后之称。两柱左右生出脑气筋三十一对，在颈骨里生八对，在背骨里生十二对，在腰骨里生五对，在尾骨里生六对。左右各穿骨孔而出，然每支皆有两根，长约四分，一根生于柱前，一根生于柱后。二根功用不同，前根主司运动，后根主司觉悟，实一筋而兼二用。凡人百体之能运动及有觉悟者，是皆脑气筋所为，而脑为之主使也。

西国有人尝将一兔（割大蛤更易明）割开脊骨，见髓柱之前后根，试触其前根，兔必缩动，因前根司运动。若触其后根，兔必呼叫，因后根司觉悟而知痛也。又有人将一鸽，割去其大脑，数月尚生，但无觉悟，饲之则食，抛之则飞，若不动之，则常如睡，观此可知大脑为觉悟之主。又将一鸽割其小脑，亦生数月，但不能飞动，反其背于地，不能自转，则小脑当为动作之主矣。然有脑气筋（如脑之第八对）常能自行其用，不待人意命之者（脊骨两旁另生多节白筋，支布脏腑，各经之能自行其用者，意亦此筋之势欤），如肺常呼吸，心常舒缩，胃之消化，内肾生溺，外肾生精，等经是也。至若熟睡之人，内水其口，自能吞咽，爬搔其足，彼必缩动。或展其目以火照之，其瞳人必缩小避光。若斯之类，乃脑筋自能感动以传其气力，

---

① 竖：《卫生至宝图说》"卷内错误改正表"改为"竖"。

亦非本人之意也。至手足抽搐，牙闭口噤，及小儿惊痫，却因
脑筋气力妄行太烈所致。然有小肠生虫作痫者，有将出牙作痫
者，有癫狗咬伤成痫者，其源皆同。他如中风、瘫痪、麻木、
发羊吊①、思虑伤神、狂症、癫症、痴症、头痛、头晕等症，
其源皆出于脑或脊髓之中，洋人有死于是症者，剖验确有据也。

　　（案）英国巡海兵船，有一水手上桅卷②帆，失足倾跌船
上，昏然不省，谨存气息。日惟仰卧，十指腾颤（音战）不
停，时或张胁③（音协）其唇。侍者即与之食，知其馁也。船
中医士，莫究其源，及返国，即邀名医治之。周身诊验，遍无
伤损，惟于头上有小凹处，遂知为骨破压脑之由。即用一圆锯，
锯一骨孔，钳起压骨，好加理复，约两时许，患者即能起坐。
医士问其痛苦，以手反指其头，由是日渐省觉。过四日后，行
动言语如常，自言为何处人，雇工于某兵船，如何倾跌云。计
其受伤至全愈之日，共十三月也。

　　又有某商，素有睡行之异，一夕忽于睡中起行，误以窗牖
为门户，闯行而出，翻跌楼下，压一大石角上，折其背骨。其
上半身，犹能言语、饮食，动作如常。下半身痿，毫弗能动，
无复便溺，不知痛痒。医士抚验，料是脊髓断折，无法可疗，
七日遂死。剖而察之，果见髓柱断绝，如刀割然。

　　以上两症，事实创闻。脑及脊髓之机，无容少损，洵明证
也。彼压脑者，沉迷罔觉，阅十三月而痊，命危几于不续。其
髓柱断绝者，上身脑筋未坏，故动作如常，下身脊髓断绝，脑
气不复联接，遂致身亡莫救。脑与脊髓，其要害若此。

　　上文所论，不过言脑之大要，尤有奥妙之理，诚难以笔形
容者。然所论皆属有据而言，阅者可以无犹豫矣。

――――――――――

① 　发羊吊：即癫痫。
② 　卷：《全体新论》卷三作"挂"。
③ 　胁：《全体新论》卷三作"翕"。

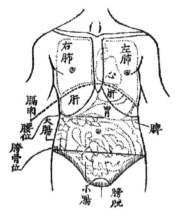

正面脏腑部位图

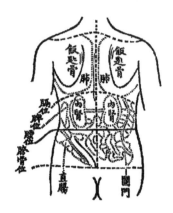

背面脏腑部位图

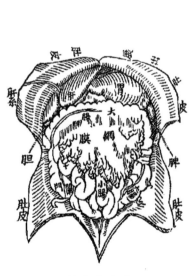

剖腹见脏图

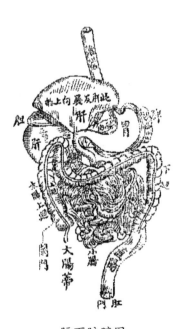

膈下脏腑图

脏腑功用论

　　人身四肢五官，其应理外事者，既有主脑以动觉之，而其所以生养者，实为脏腑之司焉。然脏腑居内，目所难见，故西国业医之院，每领死人（贫无亲近执葬者，有官专司其事，送入医院，验毕，收葬之）剖胸刳（音枯）腹，搜脏湔（音煎）肠，细心考较，详载于书，比中土耳闻臆断者，实不相侔。兹将其功用部位，略译于后。

　　地上众生，除草木之外，凡有血气者，莫不饮食以养其生。或问曰：吾闻有辟谷炼气，不食而生者，信乎？曰：人之身命，不能自主，必赖饮食以生之。少年骨肉未定者，须赖饮食以长之。中年血气，日有损耗，必赖饮食以补之。年老衰弱，必赖饮食培养之。故一日不食则饥，三日不食不能行，十日不食则死矣。禽兽众类亦然，但牙齿肠胃不同，故所食亦异。有专食肉者，有专食谷者，有专食虫者，有专食草者，有专食果者。若非其所当食者即不能食，如犬不食草，牛不食肉，羊不食虫，虎不食谷，是也。人则不然，谷肉果蔬，并皆适口宜胃。盖人齿三十有二，龁①齧（音窒音臬）咬噍（音诮），各合其用，当中上下八齿名门牙，其旁上下四齿为贰牙②，再入为齻（音颠）牙（上下左右共八齿），其余为大牙（共二十齿③）。初生婴孩，未需牙用，其龀（音产）隐于牙床骨中，六七月问④，

---

① 龁：《全体新论》卷七作"齼"。

② 贰牙：犬牙。

③ 共二十齿：《卫生至宝图说》"卷内错误改正表"改为"共十二齿"。

④ 问：《卫生至宝图说》"卷内错误改正表"改为"间"。

门牙始出。行年三岁，共有二十齿，俗名乳牙，其龂（音龈）不深，因小儿牙床短窄，未能位置多牙。至七八岁，渐次龀（音衬）换，二十以后，牙始齐足。及其老也，血气既衰，齻（音晖）然齿堕，牙窝亦渐消毁。若黄发齯（音倪）齿，则万无一二。当小儿出牙时，口中多觉不安，或牙肉红肿，头身有热，腹中作泄，日夜啼哭，非药可治。惟用曲刀认定新牙之处，轻轻割破，使牙透露，立愈。若妄加药石，转增剧耳。兽类之牙，有大小、长短、利钝不同。大概食肉之兽，其牙利，上下交错如剪，仅能一开一阖而已。食草之兽，上下牙粗阔如磨，牙较能左右龃（音痴）龋（音薛）。食虫之牙，上尖下凹。食软物之牙其龂浅，食坚物之牙其龂深，此其大略也。

　　夫饮食养人，有次第消化之妙。凡物入口，先过于唇，唇者齿之垣也。齿之上为腭，齿之旁为颊，舌则居中以卷制之，使食物咀嚼糜烂，六核①生津以软润之。六核者，两核在耳门之下，腮颊之后，有管横入颊中，管口与上大牙（第二只）相对。又两核在下牙床内侧。又两核在舌底，皆有管透出舌下，以出津液者。若无津液，舌不知味，且难吞咽，故人思食则津生，兽畜饥馋，口流涎沫也。凡食物嚼烂，与口津和匀（咀嚼未烂，须胃消化之力多，胃渐弱矣），舌乃抵于上腭，逼过吊中②肉帘之后，递至喉咙，人不能自主矣。吊中者，古名悬雍，两旁有薄肉如帘（有前帘后帘，中有核，大如杏仁，生脂以润喉音），为口之界，其用所以遮掩鼻底两孔，免物错入鼻中。吊中之际，有七路相通，其前为口，其上为两鼻孔，鼻孔后（即食喉上栱）有左右两气管通于耳（即耳之中窍气管口）。舌根之下，前为气喉，后为食喉，共成七路。食物至此，由食管

---

① 六核：即腮腺、下颌下腺和舌下腺。
② 吊中：《全体新论》卷七作"吊钟"。

渐趋而下，直入胃脘矣。然气喉在前，食喉在后，而食物不入
气喉者，盖喉咙上阔下窄，四围有舒缩动肉数层，功用特妙。
且气喉之口，有盖曰会厌，其体如软韧脆骨一片，微卷而滑，
在舌根之下，挈指于后，其形略如半舌①，将吞食物之时，气
喉拥上至舌根，使会厌密而盖之。食物一过，即复挈起，以通
呼吸。若吞物之际，偶然笑语，使气喉不能掩密，或粒饭点水
误落其里，即觉猢（音胡）瘊（音获）不安，须咳出乃定。食
管者，在气喉之后，脊骨之前，下透膈肉而通于胃，内皮润滑
生涎，皮外有肉两层，膝里一横一直，自能舒缩以司传送。未
吞之时，宽松而扁，食至，即渐次拥动，下传至胃。

---

① 半舌：《全体新论》卷七作"牛舌"。

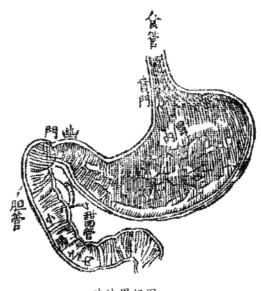

破边胃经图

论胃经

胃之为言围也。围受食物，故曰仓廪之官。其形纤曲如袋，容水三升许。横居膈下左方，肋骨护其半。头大向左，贲门（其纹密，故食物易入难出，非呕吐不开）上连食管，尾小向右，幽门（其纹圈闭）下属小肠，其体三层。外层上下，有养血管四支，分布小支密缠于内，因胃接血比他脏尤多。中层之肉，有经纬两纹斜交，故能舒缩拥动以匀转食物。内层牙色①（酒徒则红色），软滑多折叠纹，周围有小穴（用显微镜见穴下有小管），以生津液。胃体内外有脑气筋（即第八对）及白节筋（见脑论）散布之，故与百体相关应（百体有恙，即无胃口，不思饮食）。胃之左为脾，右为肝，上为膈肉，下为大肠，另有甜肉一条（中土无名，故曰甜肉，因其味甜也）附于胃后。胃之本热（俗曰胃火），与他脏同，但消化食物之时，其热较烈（以寒暑针②论之，约多三四分）。胃津味酸，色如口沫，盖主消化食物者（或说胃里有虫攒拥，故能消化食物误也），无食之时津不生，食至，则渐生以化之。若食多津少，物不能化，或不合所食，亦不能化。与夫消化未细者，胃脘下口，皆不容出。胃本无化水之功，亦无出水之路。然茶酒入胃，少选，即行摄去（以水饱饮骡马，少选宰之，胃即无水），人多不明其理。盖肠胃有微丝血管甚多，能摄吸茶水以入回血管，由回管过肝入心，使之运行周身，由肺升出为汽，由皮肤渗出为汗，余入内肾为溺。

---

① 牙色：牙色淡黄，又名象牙黄。
② 寒暑针：即现今的温度计。

然胃能消化肉食，而不能自化其肉者，何欤？盖胃津之力，能化死物而不化生物也。西国医士，剖割死人，时见胃穿一孔，初疑为致死之由，继知为死后胃津所化。（案）有某甲，被码子弹入胃中，幸得不死，惟有孔透出腹外，常以软物护塞之。医士每于食后探试其胃，以验消化，辄见肉食易化于菜蔬，嫩物易化于老物，其尤易者，鱼肉、痩①猪肉、半生熟蛋、牛乳、面饭等物。其难化者，果仁、花生、油腻、腌腊等物。不能化者，菜根、果皮、果核、骨角、毛发等物。大概肉食，烧者易化于焓者（指久焓去味而言），煎者（无油）易化于炒者（油多）。各物不论五色五味，胃津化后，则总归一物（色味俱无），无区别矣。医士尝探出胃津，放于器内，以火暖炙，如胃本热，内以面饭而匀转之，渐化为糜粥。内以肥物，渐化为膏油（变膏油之后甚为难化）。内以腌实油腻之物，虽化亦迟。每见中国人多有胃病（不消化），或嗳气，或作闷，或翳滞②。究问其始，亦多食咸鱼、咸菜、咸蛋、腊味、油饼所致，故节城③饮食者，却病之良方也。大抵北人宜食肥腻，南人宜食果蔬，亦地土使然。调理病人之法，但当节其饮食，毋使太过可矣。若禁戒太苛，如俗所选戒口之物，是皆无益于胃者，贻误病人，日渐虚耳。

猫虎之类，胃小而窄，因肉食者强而易化。牛羊麋鹿，食草之兽，腹有四肱（亦曰食草兽胃也），见有青草，即行采食，咽满第一肱中。走眠静处，复自次肱④翻刍出口；龉龃糜烂，乃吞入三肱以润之。再入第四肱生津以化之，然后传转于肠。

---

① 痩：《卫生至宝图说》“卷内错误改正表”改为“瘦”。

② 翳滞：粤语，即食欲不振。

③ 城：《卫生至宝图说》“卷内错误改正表”改为“戒”。

④ 肱：《卫生至宝图说》“卷内错误改正表”改为“肱”。

盖牛羊麋鹿，生长山林，常怀畏怖，且草质坚韧，嚼啮殊难，故生四胃，以便其用。骆驼常行沙漠旷野，得水不易，其第二肫内另有数水胯，常贮清水十余斤，自备其用。每遇溪涧清泉，即行饮饱，虽数日不渴，尝有人乘驼远出，渴极无水，只得杀驼剖胃，取水自救。

羽族之腔（鸟胃也），功用不同。谷麦有芒者，皆能干吞入嗉（音素），嗉乃生津以润之，然后转入肫①中。腔皮坚厚有折纹，自能擦烂各物，虽吞玻璃磁器，亦不为害，渐能擦去锋棱。故腔中常存沙粒，以为擦化食物之本也。

_____

① 肫：《全体新论》卷七作"胵"。

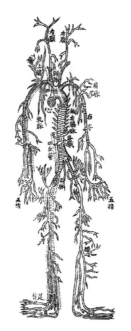
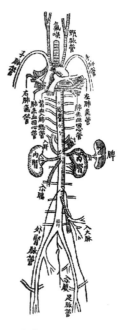

周身血脉管图（点线是回血管）　周身血脉总管图

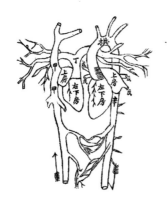

破边心部图

此图乃将全心分割两边，一为左房，一为右房，均分上下。左下房一管曰辛[1]，乃发血脉运行周身之总管也。左上房四管曰戊，乃肺经赤血回心之管也。右上房两管曰甲，乃带周身回血归心之路，一属上部，一属下体，是为回血总管。右上房一管曰丁，乃带回血过肺更换之管。一心共有八管，左房血色赤，右房血色紫，人畜皆然。

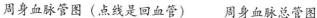

[1]　辛：晚近医学界将心血管分为甲、乙、丙、丁、戊、己、庚、辛八条。

血脉运行论

　　血以赤色为正，乃有紫色者，何也？凡赤血运行，由心左下房发源，直出血脉总管，流布周身之内，以长骨肉而养生命。然渐行渐改其性，迨由微丝管入回血管之中，其色顿变为紫矣。于是紫血由回血管而行，将近至心，统归总管以达心右上房，转落下房，过丁管直入于肺，运行肺内，紫色复变为赤。由戊管回心左上房，即落左下房，复出血脉管，往来行运，如环不绝。人身百体，赖血以生，生生不已，血必有减无增，故须饮食以补之。食物精液，由吸管递运至颈，入会管与回血达心右房，混然滚和，乃由右房过肺，化为赤血，返心左房，运养身体。凡人食少则血弱，绝食则身亡，故曰民以食为天，其是之谓欤。

　　西国有借血之法，或人失血病危，及产妇濒死者，医士知其血少罔救，尝用机巧水筒（俗曰水栉），借取壮人之血（约半斤许，勿使气入），灌入病者回血管内，移时复苏，以是活者数矣。先是用禽兽之血试之，其人虽殂①（音生），复死，始知血非同类，不合身体用也。

　　昔人屡剖死者观之，见脉管无血而空，疑为气管。盖未悟人死之时，心力不能发血，而脉管行其余力，渐拥渐尽，故血聚于回管②之内。惟验雷火殛（音棘）死之人，脉管犹见有血，却因全体瞬息尽绝，而血脉止于倏忽之间也。前二百余年，西国医士尚未知脉管回管之理，有哈斐医生者，致知格物，慧悟

①　殂：《全体新论》卷八作"苏"。
②　回管：即静脉。

绝伦，每割死人，辄将心房、回管、脉管口各门，互相比验，遂悟其理云。

凡人试以带紧缚手臂，即见回管壅①现，何也？盖脉管深居肉内，不被带缚，故赤血通流。而回管则内外皆有，其在外者，为带所压，回血不能上行，故壅现若蓝筋然。凡人脉至跃动，乃心经逼发血势，百管（指脉管而言）涌应，遍体皆然。不独手足颈内始有动脉，但他处脉管，有肉藏护，故用手按摩，不觉跳动。大约男女老少，脉至略异，以时表较之，每一分钟，常人七十至，或七十五至，孩提之年，有一百三十至者，老人每有六十至或五十至者，妇女比男人约多十至。若以一人而论，企坐行走，脉自不同，企比坐时，快七八至，坐比卧时，快三四至。他如食快于饿，日快于夜，顾亦随时变更耳。如走动、惊恐、酒醉之后，更无定至也。中国医学分寸关尺以属脏腑部位，三指齐下，竟作数样脉理，讵知脉形于血，血源于心，周身脉管，流行贯通（心经一跳即脉一至），并无有专属一经之理。凡切脉一道，不过辨其浮沉迟数，以定寒热虚实而已。若庸医诊脉，绝无望闻问切工夫，妄谓据脉定症，诚有如《笔花医镜》所云者。然手足颈胸，皆觉脉动，而独切手脉者，何也？盖手脉之下，有骨乘垫，可以重抑轻按，可以对面望问，且伸缩便捷，左宜右有，取乎施诊之便耳。若必求部位以实之，则脑舍元神，竟无所属，是至要者犹有未备也。

凡针割之法，割断回管，血流少许，自能止闭。若割断脉管，赤血节节喷射，小者须用药止之（或截竹寸许，卷以软纸，压贴脉管，以带缠之），大者须用线绑之（绑住断管两口），否则血流不止，少则失口，多则丧命，奏刀之技，关系

---

① 壅：《全体新论》卷八作"涌"。

匪轻。

　　凡人挑担走动，用力过度，或脉管受病，管体内层时或迸裂，渐成脉囊，血逗于内，须用法截断本管上流，使血脉从旁支运行，则脉囊消释，裂管渐塞如筋，方无后患。不尔，管囊一破，止血无方，命斯绝矣。

　　凡人羞耻面赤，惊恐面青，乃微丝血管舒缩之故，舒则血多，缩则血少，此其理也。

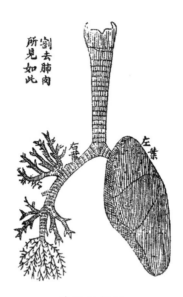

割去肺肉所見如此

左葉

右葉

肺经气管图

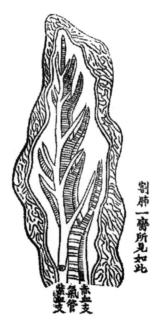

割肺一瓣所見如此

赤血支
氣管
紫血支

肺中三管图

论肺经呼吸之气

氤氲煦育，散漫坤舆①之上者，生气也。人但知地之有气，而不知气之有二。二气云何？一曰养气，二曰淡气，是也。然淡气多而养气少，设以生气一担计之，养气得二十一斤，淡气得七十九斤。二气常相调和，颐（音移）养万类，故曰生气。如鱼不能离水，人不能离气，其理相同。虽昆虫草木之微，亦所不能免也。

或问既有养气以养之，又何须淡气为哉？盖养气者，其性浓烈，必须淡气以淡之，浓淡得宜，始成中和之气，而万物化醇也。夫人身百体，日有消长，其合骨肉用者，固赖众血以生之，不合骨肉用者，尤须赖血以出之，所以渐行渐改，变为紫血，缘其中有炭气故也。炭气者，乃身体无用之物，杂化为气，与养气相合，其性有毒，与炭同类，故曰炭气。一出于人之呼吸，一出于火之焚烧，在生气中不过千分之一。凡有血肉之类，独吸炭气则死，惟草木花卉，则反藉炭气为茂。

凡人一呼一吸，合为一息。呼者吐炭气也，吸者接生气也。生气入血则赤，赤为正血。炭气入血则紫，紫为坏血②。生气能养人，炭气能杀人，故紫血必须入肺，运至气胞之上，泄炭气于胞内，气管即递而出之，是为一呼。炭气既出，复递生气以入，直抵胞内，血随摄之，是为一吸。呼吸不停，以轮流改换，故屏息少顷，即怫郁不安，长嘘乃定（即俗云抖大气）。盖赤血运行，必变紫血，紫血必须入肺以吐炭气。炭气不出，

---

① 坤舆：大地。《易经·说卦》："坤为地……为大舆。"故称。
② 坏血：《全体新论》卷八作"瘀血"。

众血受坏，血坏身死，势所必然。兹将其有据者，略言于后。

（案）昔天竺都城例禁甚严，有同时犯禁者，百四十六人。酋长因于密牢，牢室四方，丈有八尺，室壁一面有小窗二。生气不通，锁门移时，犯者呼吸不接，互相争近窗户。约两时许，数人愈喘癖（音壁）瘵（音锡），昏扑地上。才过三时，死者九十六人。次早启视，生死狼藉，咻咻望救者，二十三人而已。酋长悯悔，遂尽放还，其内又病死数人云。

（案）有一老屋，中有枯井甚深，浚井之工，入者辄死。初疑为毒妖，有博物者知其内有炭气，缒试以火，火立熄灭，遂设法内引生气，入者始无恙。盖久无居人，其炭气质重，下坠不散故也。

凡人缢死及溺死者，却因生气不接，炭气混行，毒攻百体，故手足掣动，唇舌瘀黑。剖骸看验，见肺内及心左房血皆紫色。欲验其据者，可将一鸟纳玻璃罐中，密缄罐口，初见呼吸如常，继见哧（音书）咭（音佉）频数，养气吸尽，翩然羽化矣。启验罐中，气仍如旧，但养气变为炭气耳。

鱼类亦然，但鱼无肺用，呬气以腮。因水地两气多少不同，若以冷汤（沸水翻冷者）蓄鱼，始则洋洋唫（音检）鳞（音拨），渐见圉圉簸（音没）奿（音乱）①，喁不几时，悠然反肚。盖煮去其生气故也。如鲸鲵江豚之属，有乳者必有肺，有肺者必与水气不合，故不能久潜潭渊，片刻之间，须出水面以接生气，所谓长鲸吸川，江豚吹浪，航海之人屡见焉。致若昆虫之无腮肺者，身旁另有管窍以接生气，化育之中，气比于食为尤重也，或谓元气出自丹田者非。

凡烧灰之地，炭气甚浓，近炉密睡，多令人死。或疑炭气

---

① 簸奿：《全体新论》卷八作"半死"。

无凭，可取白灰少许，将盘水搅之，吹以竹筒，水即变白，因肺出炭气与灰相合（炭气遇灰如磁石之引铁）。或以碗贮血，过两时许，血必上红下紫，缘碗面之血，得近生气，碗底之血，炭气浓聚。若用法放生气入内，则碗中之血，澈底鲜红，独用养气放入更红，此皆炭气之明据也。

凡住屋卑湿，睡房狭窄，或日光不入，或无窗通气，或沟渠淤积，粪草污秽，每有内伤肺疾、瘰疬时症等弊。故省会繁华之薮，不及山村清爽之区，良有以也。

凡人烟稠密，屋宇卑狭，人每死于疫症，须多开窗户，高填地板，日勤洒扫，自然安居无恙。

《难经》谓心主血，肺主气，血为荣，气为卫，相随上下，荣周于外，其说近是。盖心肺相关，肺内受病，气管壅塞，心血即窒碍不行。若心房受病，肺经即呼吸喘息，如哮喘之症是也。大概每一分钟，平人呼吸一十八息，每一息心跳四次。每一呼吸，肺经受生气一升，出炭气一升。禽兽昆虫，比类增减。有膈膜者，出纳以鼻。无膈膜者，吞气以喉，羽族蛇蚧是矣（飞禽胸膛阔大，束胸取气，与人相反）。或疑以升计气，其语不伦，殊未知西国有量气之法，风雨寒暑，以轻重测之，上下高低，以厚薄算之，百不失一。

近年有轻气球者，其下悬以栏床，可容数人，乘气上腾，直凌霄汉，御风而行，与云霞并驰。然不能出廿里之上，大约十五里许，即哆（音侈）口岔（音闷）息，嘘喘不安，缘渐上渐薄，气尽一百五十里，过此则高入苍冥，缥缈虚无而已。乘球之人，在空际以砖①取气而下，与地气相较，觉上下气同，但上气薄于下气，以此递算，便知其界。

———————————

① 砖：《全体新论》卷八作"瓶"。

　　或问火藉养气而明，人藉养气而生。数千年来，生齿日繁，呼吸不绝，灯烛炊火，皆烧养气，则地上生气将无，渐为炭气所坏耶？曰：肇自开辟以来，地上生气，今古皆同，虽呼吸焚燎，日有所耗，而秦凉谷凯①，造化工自有以调剂之。盖地上众生有血者，吸养气吐炭气，若草木之类，藉日暄而生者，则摄炭气而出养气（草木之叶如人之肺），互相消长。风以散之，气之于风，如水之于潮也，水无潮则死，气无风不和。西国博物之士，用法考较，深知其理，诚难尽述，不过举其大略耳。

　　凡人溺水气绝者，可将其人置于板上，脱去湿衣，拭干其身，盖以毡褥，然后用软布遍擦身首四肢，令人数压其胸，使肺翕张以受生气，多有活者。若救半时之久，身仍不动，则无用矣。

　　凡人当失水沉船之际，心惊胆震，手足忙乱。落水之后，鼻疼眼花，耳鸣气促，浮沉数回，血脉顿息，即不能救。故平时不识泅（音酋）泳者，遇有水厄，落水即仰面向天，手足伸直勿撑，身体勿动，暂忍辛苦，自然仰浮水面，断不沉没。虽觉耳鸣心震，亦勿顾虑，但念鼻出水面，气可呼吸，自不致死。任其随流漂汆（吞上声），或当遇有救者，若于此时爬手撑足，势必愈动愈沉。盖不谙泅泳之人，必不能强爬而使之浮也。有不信者，可于浅水之河，令人手托背脊，放于水面，自能仰浮身体，其口眼鼻三处，皆凸然露出，惟觉耳内稍有不安耳。

---

①　秦凉谷凯：《全体新论》卷八作"融凉谷凯"。

论人身之真火

人身本热，常比寒暑针百度之时（人欲自验，口含寒暑针便知），万国皆同，四季不易，故能奔走四方，随遇而安。若如金土木石，遇时更变，则四体不仁，蠢然死物。考究其热，乃呼吸相感，血气相交而成。凡走动用力，则呼吸频数，呼吸频数，则身体愈热，此其明验也。

寒暑针者，制一玻璃小筒，外刻度数，内实水硍①。水硍之性，遇寒则结，遇熟②则镕，镕升结缩，以验寒暑。不论何处，寒暑针三十二度，则水冰河结，雨雪霏霏。粤省地处南离，盛夏每至九十度，隆冬不下四十度，故粤人不知冰雪。凡热有干湿不同，湿热者伤人，干热不伤人。如沸水之中，其热二百十二度，人无敢试之者。西国炕面局炉，其热四百度，有人能骤入骤出，试之身无损害，缘热不沾身，而汗能去热故也。

寒暑针升降式（针内水硍下降者为寒，上升者为热）：

一、凡降至三十二度水凝为冰。

二、凡升至六十度为中和不寒不热。

三、凡升至七十六度为暑热。

四、凡升至八十度为血热。

五、凡升至九十六度为人身血气热。

六、凡升至一百二十度为发烧病热。

七、凡升至一百七十六度为酒滚热。

八、凡升至二百一十二度为水滚热。

---

① 硍：《全体新论》卷八作"银"。

② 熟：《卫生至宝图说》"卷内错误改正表"改为"热"。

九、凡升至四百度为焗面包炉热。

十、凡升至六百度为水砚滚热。

十一、凡升至一千度为火焚断热，热之最甚者也。

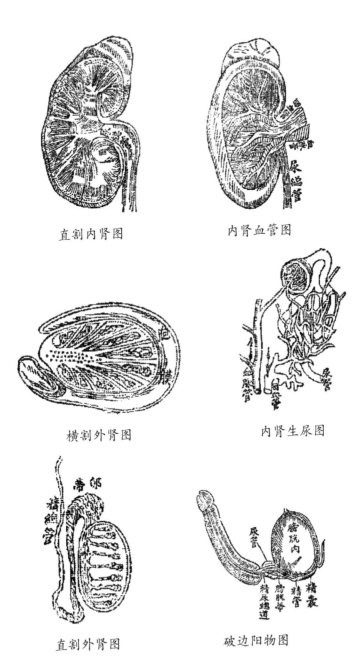

直割内肾图　　　　　内肾血管图

横割外肾图　　　　　内肾生尿图

直割外肾图　　　　　破边阳物图

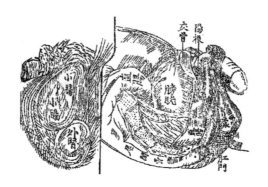

小肠疝图

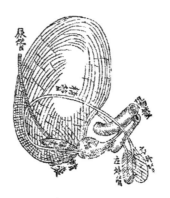

膀胱阳具图

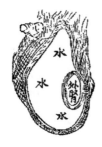

水疝图

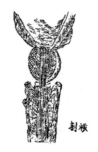

破边膀胱蒂图

内肾经

肾有左右两枚，《难经》以左为正肾，右为命门。诸神精所舍，原气所系。男子藏精，女子系胞，神名玄冥，字育婴，状立鹿而两头，主藏志。如此所云，固未知肾之体，尤不知肾之用。夫内肾者，乃司溺之经，与外肾精经迥不相及，实齐楚之风马牛也。兹将其体用略言之。

肾位自背骨十二节至腰骨第三节，在大小肠夹膜之后，左右相对。右肾略大，上有肝肠（小肠头及大肠上回）盖之；左肾略长，上有脾胃及大肠（下回）盖之。周围有肥网包裹，其式与色，略似猪腰相仿佛，长约三寸，阔约寸半，厚七八分，人高肾大，人矮肾小，其重自二两五钱至三两六钱。

肾质颇实，乃溺管、脉管、回管及筋膜，互相叠裹而成，以显微镜照验，了了可辨。所谓肾系，即溺水、血脉、回血三总管也。溺管直透肾内，成一溺囊，样如酒漏，囊边有尖角十二，颇类奶头。每角有小管数十，直展如折扇之形。每一小管，直长三分许。即回曲分行肾边。其上有微丝血管驾之，其末略阔，与脉管衔接。凡茶水入血，运行遍体，乃由血管导尾液齐入内肾，运行肾里，由管末渗漉以入。渗有未尽，复由微丝管摄入众溺管，汇流而达溺囊，即出溺水总管（长一尺许，大如鹅翎毛），潍（音缳）滴而下，斜入膀胱（溺斜入，故可入而不可返）。

论膀胱

　　膀胱之于内肾，犹胆之于肝也。《素问》以为州都之官，液水藏焉，位居两胯骨盘正中，即前阴交骨之里。其肉三层，内层牙黄色，软有绉纹，中层肉理交结，外层即大小肠夹膜。体圆如盘，舒缩自如，无溺则缩，溺至则舒，积溺太多，则涨至脐上。内底有两小孔，斜接溺管，其上口与前阴相联，溺水出焉。

论溺

　　凡血运行百体，犹水分流百江。水有清浊咸淡之不同，溺有黄咸辛臭之各别，因溺由血以出也（肾经血管，比他脏尤大。如人服利水药，少顷，即入溺内，此其明验矣）。百体应消之物，为气者，由肺出焉；为溺者，由肾出焉。溺水之内，分两物，一为清水，一为液水。比如以千两溺算之，清水得九百三十三两，液水得六十七两。液水之内，又有数物，其至要者，半为尿物（西国名肉唎哑①，此物有毒，不出则死），半为卤物、黄物、馤物、辛物、灰物，皆能澄汰（音泰）分之。凡溺多少，寒暑不同，暑天汗多溺少，寒天汗少溺多。平人之溺，以琥珀清色为正。与水互较，千两之中，溺重于水二十两，轻重失宜，多少无常，皆为有病。有沙粉者，或成沙淋。有蛋青②者，内肾受病。色黄赤者，肝胆受病。暂则无妨，久则为患。若有油腻、胶涎、脓血、甜味，俱为病溺，医者所宜细辨也。

---

①　肉唎哑：尿素（urea）的音译。
②　蛋青：尿蛋白。

遗溺

　　夫尿者，赖心肾二气之所传送，膀胱为传送之府。心肾气虚，阳气衰冷，致令膀胱传送失度，则必有遗尿失禁之患矣。经云：膀胱不利为癃（音隆），不约为遗尿也。大宜温补，清心寡欲。又有妇人产后不顺，致伤膀胱，及小儿胞冷，俱能令人遗尿失禁，宜请医疗治。

小便闭

凡小便不通，由膀胱与肾俱有热故也。肾主水，膀胱为津液之府，此二经为表里，而水行于小肠，入胞者为小便。肾与膀胱既热，热入于胞，热气太盛，故结涩，令小便不通。小腹胀满气急甚者，水气上逆，令心急腹满，乃致于死。急服此方，先将扁蓄三钱，用水煎至一杯，冲服儿茶末一钱立通。

方歌：小便不通难堪言，为用儿茶末一钱。扁蓄煎汤来冲服，霎时小便涌如泉。

大便闭

　　夫阴阳二气，贵乎不偏，然后津液流通，肠胃润溢，则传送各经矣。摄养乖理，三焦气滞，运掉不行，遂成闭结之患。有五，曰：风闭，气闭，热闭，寒闭，湿闭是也。更有发汗利小便，及妇人产后亡血，走耗津液，往往皆能令人闭结。燥则顺之，涩则活之，闭则通之，寒则温之，热则清之，此则一定之法也。

论全体脂液

人身百体，脂液甚多。有用者留以养身，无用者化出于外。如口津以软润食物，胃津消化食物，胆汁榨（音诈）化食物，眼球内水以束导物象，眼眥（音剂）泪水以濡润目睛，睫（音接）边生脂以滑之，耳窍生蜡以护之，骨节生胶液以利屈伸，皮肤生脂汗以御风日，胞膜生水液以辅助脏腑，奶胞生乳汁以养育婴孩，外肾生精以传种类，内肾生溺以消水湿。种种津液，赖血以生，色味不同，功用亦异，各随其位之宜，多则为患，少则无功。大约难生者其源深远，如胆汁管、精液管是也；易生者其源浅近，如胃穴、汗管是也。人身众管，以汗管为最多。西国医士以显微镜自照其掌，平方一寸，有三千五百二十八孔，每孔之下，管长二分，汇而算之，共长三丈三尺。若以全体而论，一寸平方者，有二千五百处，合计管孔八百万①有零，续而长之，远九十里。凡外感寒热，汗管壅闭，大病多由此起。发表之剂，为治标之急务也。致若暑天积汗，不洗不抹，多有皮病热痱之患。

---

① 八百万：《全体新论》卷九作"七十万"。

外肾经

外肾俗曰卵子（粤省土语曰春子），其数有二，左大于右，为生精之府、延嗣之经。阉之割之，音容顿改，生育之权绝矣。位悬两胯当中，双垂肾囊之内。肾囊者，内外两皮，中有间隔，别两卵子为两房。每房之内，有双胎夹膜，一边与囊内皮相连，一边为卵子胞衣。两膜之中，常有水濡润，若水过多，囊即肿亮，是为水疝（俗曰小肠疝气）。

卵子之形，如鸟蛋而扁，长约寸许，广七分五厘，厚九分①。一卵之重，自四钱至五钱不等。胞衣之内，另有单膜（质坚而韧）一层，由外入内，所以间隔精管。剖而察之，见一卵之内，间分十余层，仿似葵扇之纹。每层有精管数十，状若行蛇。每管之上，有微丝血管驾之，精管渐行渐大，合为直管二十余。行出卵外，又合为十余管，复蜿蜒叠积，有膜裹之，是为卵蒂（以手摸索，觉卵外有实肉便是）。由是总合一管，与血脉管、回血管并行而上，行至交骨栱上，即与血管分路，独行而入尻（考平声）骨盘②中，附于膀胱之外，循行至膀胱之底，即另成一精囊。囊长一寸五分，大如小指，由囊口入膀胱蒂。复行七分许，左右两管并入溺管底，与溺同路，是为精溺总道，循阳茎之底而出焉（精溺总道自膀胱上口至龟头，长七寸许）。卵内小管，引而伸之，长一尺有零，或算二卵，共八百四十余管。汇而续之，长几百丈，精出无多，精之生也，难矣。

---

① 广七分五厘，厚九分：《全体新论》卷十作"阔八分"。
② 尻骨盘：即骨盆。

　　阳茎者，肉质松软，分连交骨左右，有血脉管、回血管、脑气筋，循行其上。血至而火炽则舒，血返而情遏则缩，其管与膀胱之蒂相连。

　　膀胱蒂者，其质颇实，似栗而扁，两精管透而过之，精中白水，是其所生也。

阳精

精者，血脉所生，液之精奇者也。以显微镜照验，见精内有一种小活物，蠢动于精液之中，状如蝌蚪，名曰精虫（又曰生元）。其数不知若干，头大体细，长略三厘三毛，游行甚疾，一日尚生，禽兽众类亦然，但形差别耳。

凡男子未成丁之前，血不生精。丁年以后，赤血运行至外肾，即由微丝管摄入众精管，由精管渐运而出，至卵蒂汇入总管，循行至膀胱之底，藏聚于精囊之内，俟交媾时到，乃由精囊泄入于女阴中，遇卵珠相合而成孕，无论圣人豪杰抑愚夫愚妇，其起源皆由此。

夫精者，化生甚难，耗失甚易。少年血气未定，百体未坚，若纵情恣欲，轻则有虚弱之忧，重则有夭乔①（音腊）之患。戒之在色，养身莫善于寡欲也。若手淫自泄，伤身更甚。每有青盲聋懵之症，至于拥妓宿娼，花柳之害尤酷。伤残身体，毒及妻孥，不知自爱者，谁为惜之。

世间或有误染花柳之人，可将老痔疗方疗治，永无后患。此方能医十年疗坠，一切痔疔、鱼口、便毒，百发百中，应若仙丹。浅症者，吞半料即好，日久症重者，埋一料，分两次吞之，无不验者。切忌房事，庶免妻孥同受此病，今将其方列后。

胡麻仁钱半、牛七②一钱、连乔③一钱、真琥珀钱半、正钟乳石一钱、雄黄精一钱、黄芩一钱、当归一钱、白蒺藜钱半、

---

① 夭乔：《全体新论》卷十作"夭折"。
② 牛七：即牛膝。
③ 连乔：即连翘。

正三仙丹二分、金蝉腿一钱、末药①一钱、黄柏一钱、珍珠末七分、真牛黄钱半、川连一钱、乳香一钱、丁香一钱、儿茶一钱、木瓜一钱。

凡染花柳余毒，将此方先埋半料。要上品药研极细末，米糊为小丸，朱砂为衣，晒干。每朝吞二钱或三钱，身弱者吞一钱，太弱者吞五分，或三分，看其人之壮健虚弱而吞多少也。吞至三朝，或五朝，毒气抽出，牙肉渐肿，每日即用武夷茶二两、甘草二两、薄荷二两，煲水含之，引毒易出，口觉清凉。毒向牙处流出，瘀浊腥臭，似蓝似黑，从五脏四肢骨节抽起，故能透底澄清。日用猪肉琢烂煲粥食，以润肠肚。或流十日，或流五六日。若初起症，即吞此丸，毒不向牙处流，而从小便顺出也。极简捷，极了利，极快见功，永无后患。即问之老嫖客吞过此丸者，无不拍掌而称赞也。毒流止后，用党参、北芪煲猪肉食，或猪肉煲墨鱼食，或海鲜鱼无毒者，不妨食之。遇燥热发毒之物，须要戒口，其余清润有益者，皆宜食也。调养一两月，补回元气。若毒未尽，将所剩之丸吞了便好也。如果年深日久，吞完半料未见收工，再埋半料，分作数次吞之，无不见愈也。若能加倍珍珠、琥珀、牛黄三味，更好得快，以能透毒止痛也。

此方由吕用和医疯好了传来，初未知其能医疗坠，因细想曰，麻风毒也，疗坠亦毒也。能医疯毒，岂不能医疗坠毒乎？刚遇一友，疗坠十余年，屡医罔效，劝他将此方先埋半料一试如何。友竟信从，不惜钱财，买好药为丸，照法吞至七八钱重，毒流涌出，若决江河，方信神奇如是之速。毒流止后，骨节宽舒，而行走自在矣。补回元气，将所剩之丸吞之，好了大半。

---

① 　末药：即没药。

迟数月再埋半料，尽好收工。余不觉起舞喧哗，流传亲友，钩毒第一，试之即灵。近数年来，应验多人，不计其数。

遗精及梦泄

心有所慕而梦遗者，君火动，相火随也。而夜梦与人交感而精泄者，谓之梦泄。梦泄者，其候有三。年少壮盛，鳏旷逾弱①，强制情欲，不自知觉，此泄如瓶之满而溢也，是以无病，勿药可也。或心气虚不能主事，此泄如瓶之侧而出也，人多有之，其病尤轻，则以和平之剂治之。真元久虚，心不摄念，肾不摄精，此泄如瓶之罅而漏者也，其病尤重，须作大补汤治之，不可缓也。

有不因梦而精泄出者，此精道滑也，名曰遗精。因心肾内虚，不能固守，皆相火妄动，其病最重，保生惜命者，宜加意焉。

---

① 弱：《卫生至宝图说》"卷内错误改正表"改为"期"。

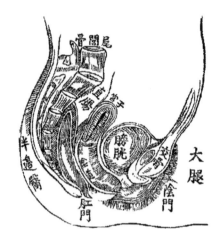

破边小腹图（此是左边）

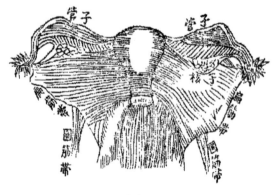

子宫图

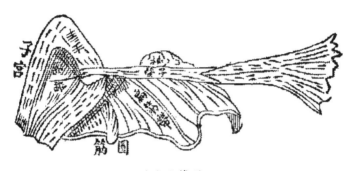

剖验子管图

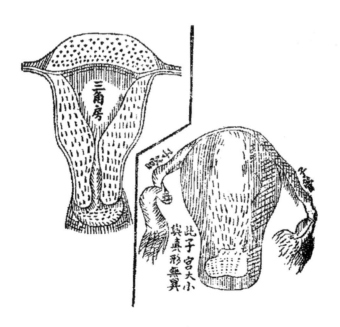

全个子宫

论阴经

女子尻骨盘内，前为膀胱，中为子宫，后为直肠。膀胱溺管，长约一寸，其下为阴道（人阴道曲，禽兽道直）。阴道之口为户，内宽外狭，在童女有一重①膜扪闭，此谓之处女膜。或全遮，或只遮后半，遮后半者，形如半月，全遮者有一孔，至二三孔不定，或多至数小孔如筛，通流月水。初与男子交合，此膜被破裂，微有血出，俗曰破身。故此膜得全，每足为女子未破身之证。虽然，亦非必一概尽然者，照西国医书所说，有膜无膜，非关贞洁，推原其故，实有种种。有自天生成欠乏者，有在小儿间误被擦破者，故徒以此辨处女之贞否，每多失人。又此膜有等是甚薄者，每稍举动轻率则破，有等硬固异常，弹力甚富者，虽经数回交接而依然不损者，不可不知也。

阴道之体，仿如直肠，肉理横生，可宽可窄，肉有折皮，外有连膜，其底衔（音含）接子宫之口，阴水生焉。当交合之际，发出粘液，令阴道滑泽，男子阴茎不至受伤，便于交媾也。

子宫在阴道之深处，形状若番茄（颇似葫芦上截），倒悬骨盘之内，长二寸，底阔一寸三分。内空为三角房，一角在口，两角在底（一在底左，一在底右）。底角有小孔，可通猪毛。底之外有两筋带悬之，一圆一扁。圆筋系于交骨，扁筋即大小肠夹膜与胯骨粘连。若筋带无力，或产后行动，即有子宫下坠之忧。

凡未嫁童女，子宫之口，小如目瞳，共重八钱。怀孕之后，

---

① 重：《全体新论》卷十作"薄"。

积月渐大。妊胎三月，渐长四寸。妊胎五月，底圆如瓢。妊胎七月，胀至脐上，渐长六寸。妊胎九月，直至胸下，长尺有零，重四十两，圆如西瓜。生子之后，复缩而小，重只二两而已。

子宫之底，左右各出子管①一支，与底角之孔通连，长二寸五分，管尾略阔，披展如丝，不即不离，垂于子核之侧。子核者，在子宫左右，约离一寸，向内有蒂与子宫相连，向外有筋带与子管相系。形如雀卵，薄膜裹之，内有精珠十五颗至十八颗不等。其质甚薄，剖而看之，内贮清液，是为阴精。

女子入月②之年，精珠始生，暮年月信止，精珠化为乌有。凡夫妇交媾，男精泄入子宫，透于子管，子管即把罩子核，子核感动，精珠迸裂，阴精与阳精交会，自子管之尾而入，在管内渐结薄衣为胚珠，是为成孕。由是子管渐大，胚珠渐行，数日之内，行至子宫。子宫接之，血入渐多，预生新膜，又生胶粒以塞子宫之口，是谓受胎。

---

① 子管：即输卵管。
② 入月：即月经来潮。

论月经

月经之在女子也，有一定之期则月经见，月经见则居然成一女子矣。月经初来之年龄，大抵自十四五岁至十六七岁。

女子于月经后，情欲甚炽，最易妊娠。又女子当妊娠中及乳子之间，其月经之作用即暂止。

盖月经者，乃子宫所生之液，以备胎孕之需，似血而非血也。以依期消长为安，色红不结为正，来去失时为弱，色杂而凝为病。女子红潮之年，约历三十年而潮止。其来早者，其退速。若十岁起，四十岁止。十五岁起，四十五岁止。各国风土不同，迟早各异。地热者早，地冷者迟，有十一二岁生子者，有拜寿之年生子者。印度国地处赤道之中，风土最热，竟有八岁生子者。太早太迟，皆非理之正也。

鸟兽孳尾，皆如其期，期至则热生。有一周来复者，有一年两度者，不时不交，若鸡鸭之类，不雄而卵，伏而不孵。

蟾蜍蛙蛤之类，当雌生卵，雄出其精以护之，身虽相负而行，而精不入雌腹。若昆虫之类，间有自为雌雄者，蚯蚓相交，两皆成孕，此造物之奇也。

草木含仁结实，亦有雌雄之意焉。百花开时，中心蕊为雌，旁须粉为雄。或蜂蝶游戏花间，或和风吹拂花上，须粉散落，花蕊出胶液以粘接之，乃能含仁结子。故遇烈风甚雨，花而不实者多也。一处有雌雄树，雌雄结实，雄树不花，春风摇拽，雌雄相拂，方能结果云。

月经之注意

妇人在月经之际，宜慎其身，决不可作等闲。凡过寒过热皆不可触，力役劳伤之事勿为，必须静养身体。又月经中身体觉有不同，则勿隐蓄之，宜即请医诊视。若置之等闲，反酿身体不测之害，致新艳好花，方葩而落，岂不惜哉？

月经之常

女子阴类也，以血为主。其血上应太阴，下应海潮。月有盈亏，潮有朝夕，月经三旬一下，与之相符，故又谓之月水（月信也）。女子月经一月一行者，其常也。或先或后，乃其病也。然亦有两月一行，谓之并月者。有三月一行，谓之居经者。有一年一行，谓之避年者。有一生不行，而依然能孕育，谓之暗经者。此所禀之不同，而亦非病，不须治也。

月经异常

　　妇女月经一月一度，此其常也。若经行而吐血、衄血，上溢妄行者，是谓逆经。有受孕之后，月月行经而产子者，是谓垢胎。有受孕数月，其血忽下而胎不陨者，是谓漏胎。此皆月经之异乎常者也。

外因经病

　　经曰：天地温和，则经水安静。天寒地冻，则经水凝结。天暑地热，则经水沸溢。卒风暴起，则经水荡涌。六淫之邪入于胞中，则损伤冲任二经（冲脉为血海，任脉主胞胎），故妇人经病本此同参也，如寒则血凝，热则血沸，风则血荡，然波涌而大下，亦犹经水之被寒、热、风而不得安澜也。

内因经病

妇人从人，凡事不得专主，忧思、忿怒、郁气所伤，故经病因于七情者居多，盖以血之行止、顺逆，皆由一气率之而行也。

不内外因经病

　　血者，水谷之精气也。在男子则化为精，在妇人则化为血，上为乳汁，下为月水。若内伤脾胃，健运失职，饮食减少，血无以生，则经必不调。亦有女子天癸既至，逾期不得与男子合，未期与思男子合，与夫经正行时而合，此皆合之非道，亦致不调。或过淫合多则液竭，产多乳众则血枯，亦皆能损伤阴血，致成经病也。

经水过多兼时下白带

经来之时，多是三四日至五六日即止，此其常也。然日日不绝而流，至数十日不止者，即所谓经水过多。清稀浅红，乃气虚不能摄血也。若稠黏深红，则为热盛有余。或经之前后兼赤白带而时下臭秽，乃湿热腐化也。若形清腥秽，乃湿、瘀、寒、虚所化也。

撞月经

夫妇女月经一月一至，其阴血最毒，而夫妇行房，白入红出，以至染其血毒，是即所谓撞月经，又名撞红。或花柳场中染者，易感而人不知，数日之久，渐见头刺、身热、骨痛、腰痛，宜服下方，可无后患。

凡染此症者，必畏太阳，背脊骨秤住，即先取苏木煎水饮，不见涩喉便是。

服下方：赤茯二钱、泽舍①二钱、车前钱半、牛七钱半、生地三钱、丹皮二钱、滑石二钱、麦冬二钱、萆薢一钱、血珀五分冲服。如或症重，多服数剂即愈。

妇人撞尾红方：苏叶一钱、陈皮七分、厚朴一钱、砂仁七分、白芍八分、香附一钱、益母草一钱、木通一钱、甘草七分。姜枣煎服，连服三剂即愈。

---

① 泽舍：即泽泻。

经断复来

　　妇人七七四十九岁时，天癸竭，地道不通，当月水不下。若月水不断，不见他证，乃血有余，不可用药止之。若已断，或一年，或三五年复来者，当审其有故无故，是何邪所干，随证告之医士施治。

室女经来复止

　　室女年幼，气血尚未充足，有经来数月复又不来者，若无他证所苦，不得谓之灾疾，必是避年，或气血未充。若兼见虚损形状，则为室女血枯经闭、童劳，多属难治，故曰命可哀也。

无月经

　　女子达应行经之年龄，身体并无疾病之兆候，而经水不至者，是即所谓无月经，亦阴部疾病之一种，乃由子宫外口闭塞而起者也。

　　通常妇人，其子宫颈长一寸，阔五分，厚三四分。然亦有稍异者，有等妇人其子宫无外口，世呼为石女。若是者不常见，千人中仅得一人耳。但大抵是外口过小，鲜有全无者。是等妇人必不见经水，又不见成胎孕。若是者，宜请西医诊视施治，或可开之。

妊孕月经闭止

　　女子既嫁人，而得情爱之种，由是月经遂止。虽然月经之止，未必尽是妊孕，时有因身体之变动而止者。但身体强健之妇人，从来月经如期，应节不爽，而忽然骤止，经二三月不来，且觉身体不快，则十之八九是妊孕。

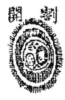
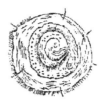

十二日胚珠　　　　　　　二十一日胚

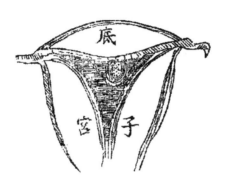

十五日胚胎图

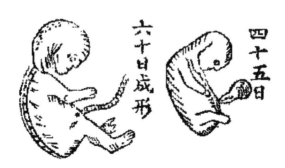

四十五日与六十日成形

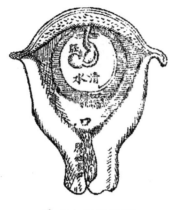

孕四十日子宫图

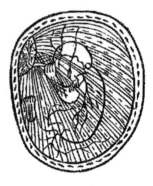

四月胎胞图

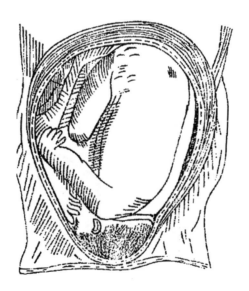

足月胎图

种子论

天地絪缊，万物化醇，男女媾精，万物化生，此造化自然之理，亦无思无为之道也。故有阴阳即有夫妇，有夫妇即有子嗣。人无不生育，犹之山无不草木，地无不黍稷，然其要在得其养耳。得其养则硗者以肥，瘠者以沃，草木黍稷，何惧不蕃不秀乎？人苟形质强壮，而嗜欲无节，久之不免虚衰，岂能宜子？禀赋怯薄，而摄养有道，终焉亦能完实，何患难胎。不特少健而老衰，早壮而晚惫，滋培保护之间，固可以挽秋冬之凋残，而复春夏之花果也。

种子之道有四：一曰择地，二曰养种，三曰乘时，四曰投虚是也。盖地则母之血也，种则父之精也，时则精血交感之会也，虚则去旧生新之初①也。予尝闻之师曰：母不受胎，气胜血衰故也。衰则伤于寒热，感于七情，气凝血滞，荣卫不和，则经水先后不一，多寡不均，谓之阴失其道，何以能受？父不种子，气虚血弱故也，弱则原于色欲过度，伤损五脏。五脏皆有精而藏于膏，精既弱，譬之射者力微矢弱，安能中的？谓之阳失其道，何以能施？究斯二者，皆由己之不能自实，以致真元耗散，阴涸阳枯，遂成不孕者多矣。动辄归咎天命，不亦误哉！故必地盛则种可投，又必时与虚俱得焉，则未有不成孕者矣。虽然，至难养者精与血，至难遇者时与虚，苟不凭以卫生②之道，示以调摄之宜，候以如期之法，则养与遇者竟茫然矣。是知种子之法，以寡欲为首，养其身体，保其健康，可使

① 去旧生新之初：即月经既净之时。
② 卫生：《赤水玄珠·医旨绪余》卷下作"药饵"。

精与血俱盛，所待者时也。当夫月经一来，即记其时而算，以三十时辰，乃两日半也，至此积秽荡涤既尽，新血初生，所谓时与虚者俱会矣。

求嗣之要，在乎男精女血，充实而无病也。故男以补肾为要，女以调经为先。男子之不足，则有精滑、精清、精冷者，及临事不坚。或流而不射，或梦遗频数，或便浊淋涩。或好女色，以致阴虚；或好童俊，以致阳极。或过强固，胜败不洽。或素患阴疝①，肝肾乖离。此外或以阳衰多寒，或以阴虚多热。若此者，是皆男子之病，不得尽诿之妇人，虽广置姬妾，徒自戕贼性命，终无益也。

女子之不孕，则有经水或先或后者。有一月两至者，有两月一至者，有枯绝不通者，有频来不止者，有先痛而后行者，有先行而后痛者，有淡色、黑色、紫色者，有瘀而为条为片者，有精血不充而作白带、白浊者，有子宫虚冷而独阴不成，有血中伏热而孤阳不生者，有血瘕气痞，子脏不收，月水不通者。此皆女子之病，不能育胎摄胎者也，当各因其病而治之。

然精血犹为后天渣滓有形之物，而一点先天真一之灵气，萌于情欲之感者，妙合于其间。朱子所谓禀于有生之初，《悟真篇》所谓生身受气初者是也。故能于滋肾调经之中，而参行气补气之法，更能养气于平时。然后一举可孕，天下之男无不父，女无不母矣。

天地生物，必有缊缊之时，万物化生，必有乐育之候。如猫犬至微，将受妊也，其雌必狂呼而奔跳，以缊缊乐育之气触之而不能自止也。此天地之节气，生化之真机也。世人种子有云：三十时辰两日半，二十八九君须算。此特言其大概耳，非

---

① 阴疝：即睾丸疝气。

的论也。《丹经》云：一月止有一日，一日止有一时。凡妇人一月行经一度，必有一日细缊之候，于一时辰间，气蒸而热，昏而闷，有欲交接不司①忍之状，此的候也。于此时顺而施之，则成胎矣。其曰：温温铅鼎，光透帘帏②，言其景象也。当其欲情浓之时，子宫内有莲花蕊者，不拘经净几日，自然挺生。阴内如莲蕊初开，浴洗下体，以手探之自知也，但舍③羞不肯言耳。求子丈夫，预密告之，令其自言，一举即中矣。

子嗣有无，全在男子，而世俗专主妇人，此不通之论也。《易》曰：坤道其顺乎，承天而时行。夫地之生物，不过顺承乎天。则知母之生子，亦不过顺承乎父而已。知母之顺承乎父，则程④子者果可以妇人为主乎？若以妇人为主，试观富贵之家，侍妾已多，其中能无月水当期而无病者乎？有已经前夫频频生育而娶，以图其易者，顾亦不能得胎，更遗与他人，转盼生男矣，岂不能受孕于此，而能受孕于彼乎？所以谓子嗣主于男子，不拘老少康宁病患，不拘精易泄难泄，只须清心寡欲。益以君火在心，心，真君主。相火在肾，肾，其根本也。心不清静，则火由欲动而自心挑肾，先心而后肾者，以阳烁阴，是气从乎降，而丹田失守，已失元阳之本。色欲若能寡，则肾阴足，而阳从地起，而由肾及心，先肾而后心者，以水济火，是气主乎升，而百脉齐到，斯成化育之真机。至有既孕而小产者，有产而不育，有育而不寿者，有寿而黄耇无强⑤者，皆由男子心之

———

① 司：《卫生至宝图说》"卷内错误改正表"改为"可"。
② 温温铅鼎，光透帘帏：语出《沁园春·丹词》，原指修道之人炼气化神的场景。
③ 舍：《卫生至宝图说》"卷内错误改正表"改为"含"。
④ 程：《卫生至宝图说》"卷内错误改正表"改为"种"。
⑤ 强：《卫生至宝图说》"卷内错误改正表"改为"疆"。

动静。欲之多寡，分为修短耳。世人不察，以小产专责之母，不育专付之儿，寿夭专诿之数，不亦谬乎？其少年生子，多有羸弱，欲勤而精薄也。老年生子，反多强壮者，欲少而精全也。好饮者，子多不育。盖酒性慓悍，火毒乱精而湿热胜也。

难孕之故

　　凡男子精力壮健，成孕倍易。但有过淫之患者，其精出无势，精水稀淡，成孕必难。或阳茎受病，杨梅结毒，亦难成孕。女子阴中受病、子宫受病、子管闭塞、子核有恙、核无精珠，概难受孕。子核之内，裂一珠成一孕，裂双珠即孪生。如妇人中年病死，以西国医士手术，剖验子核，可知其生前受胎次数也。

求子务必葆精

大寒之后，必有阳春，天地之道，不蛰封则不发育也。今人之无子者，往往勤于色欲，岂知施泄无度，阳精必薄，纵欲适情，真气乃伤，妄欲得子，其能孕乎？夫男象天主施，女象地主受，一施一受，其妊始成。今其所施，全非先天浓郁之气，不过后天浇漓渣滓之物。纵使阴受可化，而实无阳施之用矣。故有心种子者，毋伤于思虑，毋耗其心神，毋意驰于外而内虚，毋志伤于内而外驳，毋以酒为色媒，毋以药而助火。葆精汇神，静养日久，及至阴阳交媾，两神相搏，其一点先天元真之气，勃勃生育之机，即寓于情欲大动之时，万举而万当矣。《内经》云：阴平阳秘，精神乃治。阴阳离决，精气乃绝。《老子》曰：必清必静，毋摇尔精。《人镜经》云：精气盛，则生二男。谚云：寡欲多男子。历历名言，不特老而无子者，当奉为龟镜，即壮年难子者，亦须尊为节符。

种子药方宜慎

天地之道，只贵和平。太热则阳亢，太寒则阴凝。阴凝肃杀，人果知之。阳元消烁，人都不察。常见世之艰于子嗣者，构觅传方，希图种子。偶见一人用之而中，竟不论己之宜否，而偏听如神，竞相制服，将宜于彼者，竟谓亦宜此矣。况所编传种子之方，大抵兴阳壮热之品居多，甚至煅炼金石，及制取毒秽悍劣诸物，炫诡矜奇，但助房中之乐，不顾丧身之祸，深为可悯，深为可恨。岂知种子之方，本无定轨，每人而药，各有其宜。凡寒者温之，即种子也。热者凉之，即种子也。滑者涩之，虚者补之，去其所偏，使阴阳和平而化生，皆种子之法也。

种子有一言以蔽

　　种子求嗣之说，自古迄今，言之不少，其以讹传讹近于春方采炼者，姑置弗论。即如《道藏经》以月信止后，单日属阳成男，偶日属阴成女。《广嗣诀》以经期方止，子宫正开，及时布种。《褚氏遗书》以血裹精成男，精裹血成女。东垣以经断一二日感者成男，四五日感者成女。丹溪以受气于左子宫为男，受气于右子宫为女。《圣济经》以左动成男，右动成女。诸说纷纷，或有近理，或有凭虚，殊夫①免为穿鉴。余一言以蔽，曰寡欲则有子，又曰得其时则生男，失其时则生女。盖寡欲则不妄交合，积气储精，待时而动，亦何求而不得钦？然寡欲必先清心，心主血而藏神，心有所动，神即外驰，肾志亦随之而内乱，欧阳永叔所谓有动乎中必摇其精也②。轻则梦泄白浊，重则成痈发毒，即幸而免其于交会之际，毫无静一清宁之真气，所泄之物腐浊而已，安能发育长养于其间哉？心为一身之主，苟能扫尽邪思，自然欲寡神完，不惟多子，抑亦多寿。养心莫善于寡欲，正所谓也。

---

① 夫：《卫生至宝图说》"卷内错误改正表"改为"未"。
② 欧阳永叔所谓有动乎中必摇其精也：欧阳永叔，即欧阳修。"有动乎中必摇其精也"出自《秋声赋》。

种子当知戒饮食[1]

饮食之类，虽人之脏气，各有所宜，似不心[2]过于拘执。惟酒多者，最为不宜。盖胎元先天之气，极宜清楚充实，而酒性淫热，非惟乱性，亦且乱精。精为酒乱，则湿热其半，真精其半耳。精不充实，则胎元不固。精多湿热，则他日胎毒、疮瘘（音漏）、痘疹、惊风、脾败之类，率已造端于混沌之初矣。故凡求子者，必宜先有所慎，与其多饮不如少饮，少饮不如不饮。内远七情，外薄五味，大冷大热，辛辣腻滞，有毒等物，一一戒谨，此亦胎元之一大机也，毋心[3]斯言为迂。

---

① 种子当知戒饮食：《卫生至宝图说》"卷内错误改正表"改为"种子须知慎饮食"。

② 心：《卫生至宝图说》"卷内错误改正表"改为"必"。

③ 心：《卫生至宝图说》"卷内错误改正表"改为"以"。

种子须防暗产

初交之后，最宜将息，弗复交接，以扰其子宫，盗泄母阴，夺养胎之气。盖淫火一动，则摇撼督脉，胞门亦由之而不闭，胎始堕矣。惟有一月之堕胎，人皆不知有胎，但知不受妊，不知其受而堕也，此名暗产。弗谓我强，何虞子嗣。弗谓年壮，纵亦不妨。一次既堕，则肝脉受伤。他次亦堕，自一而再，自再而三，随得随失，犹然莫知。今之无子者，大半是一月堕胎，非尽不受妊也。牝兽无堕胎之患，以牝牡交合有节，怀胎之后，牡兽近身，则蹄而远之。是以交而必孕，孕而必育，最善护胎。怀妊而不远欲，即幸不堕，生子必脆弱多疾痘疹，亦必险逆，慎之慎之。

男女完实

　　男子二八十六而精通，必待二十四而娶。女子二七十四而天癸至，必待二十一而嫁者，皆欲阴阳完实，然后交而孕，孕而育，育而必①子必坚壮长寿也。今未笄之女，天癸始至，已近男色，则阴气早泻，未完而伤，未实而动。所以虽交而不孕，孕而不育，育而其子必孱弱不寿也。如泰西诸大家之说谓，男子二十五岁而娶，女子二十岁而嫁，为最适当。

————————

① 　必：《医宗金鉴》卷四十三作"其"。

宝熙奏禁早婚（录《羊城报》）

　　早婚之弊，中国为最甚，有男子十四五岁，女子十二三岁，即已结婚者。政治馆提调宝熙欲矫此弊，时于日前具折呈请王大臣代奏，禁止早婚，大要请旨布告天下男女，二十岁以外可准结婚，犯者罪其父兄，折上大蒙两宫嘉纳饬交政务处奏请旨施行。

胎成禁忌秘诀

　　妇人胎成之后，则阴阳之精且纯，浑融一气，已无杂气。脉精血蕊，嫩而未老，动之易克而易化，第恐风邪感入，损伤胎气。切忌复后连交、挟持重物、过险超壑、深怒、大笑、大惊、高语，是何也？盖以胎婴之结，一月如白露，二月如桃花，三月之后男女分，可当静以守之，逸以待之。故曰：静而有常故也。且如连交一次，则胎息反被动摇，感受风邪，入于子宫。譬如果木开花，若遇风寒雾露，花定不能结果，纵有结成，必定生虫风落。结胎后若要连交，亦不能以成子耳。纵有一成，亦不能以结实完真，非小产则脐风，非生虫落而何将产？若连交，则胎受毒秽，产后满头生疮之必然也。慎之忌之。

受孕分房静养

　　受孕之后，必须分房静养，恐动相火，致生胎毒。谨戒饮食五味，使其脾胃调和，母之气血易生，子之形成必育。内调七情，外避风寒，起居安顺，不持重用力，不安逸多睡，不登高涉险，则母无病，子亦安矣。

孕妇衣服宜慎

衣服之度数，从天气之寒热冷温而适宜服之，勿徒顾外貌装饰，以致蒙不测之害。又衣服虽不华丽，能常光洁，则有益于身。至若着身底之衣，尤宜洁净，苟着污垢，令肌肤不爽快疏通，于血脉大损。故染汗之衣，须即洗之，此等事在常人皆然，况孕妇乎？若不顾之，不特害其子，终自戕其身，可不慎哉！

孕妇沐浴宜慎

　　净理肌肤，莫如沐浴，故能三二日沐浴一回甚佳。但以身分职业之故而不能者，则每日拭其全身，去其污垢，亦无不可。不宜过久，恐感风寒，其害不少。多有妇人，数日不沐浴其全身，至若头发颜面反费其半日，在妊孕中宜大戒之。

保护胎原

护胎以绝欲为首，其次亦宜节欲。盖欲寡则心清，胎气能谧，不特胎害①，且易生易育，少病而多寿。又宜小劳为妙，如晨早离床，出为盥漱，室内之洒扫，勿尽委于婢，自执为之。又各事亦自宜将之，身久安闲，则出户外散步，此乃适当之小劳也。试看乡间农妇、仆妇下人，堕胎甚小，以劳故也。盖劳则气血流通，筋骨坚固，胎在腹中，习以为常，以后虽有些微闪挫，不至坏事。倘安逸不动，则筋骨柔脆，气血不行，略有闪挫，随至堕落。然非胎后方劳，正谓平日不宜安逸耳。若平日安逸，及孕后方劳，适足损胎，何筋骨坚强之有哉？夫敬妻，百乘之家也，老而犹绩。② 寻常富贵，年少力强，正宜勋③事，岂可暇逸以自病乎？夜间睡时，宜要两边换睡，不可尽在一边，要使小儿左右利便，手足惯熟，则产时中道而出不难矣。

保胎丸（有孕常宜服之）：当归酒洗、白芍酒炒、川芎、条芩各一两，白术五钱去芦炒。共研细末，酒糊为丸，如绿豆大，每服五十丸，茶送下，空心服，日进三服。此方养血清热之药也。瘦人血少有热，胎动不安，素惯小产者，皆宜常服，以清其源而后无患也。

---

① 害：《卫生至宝图说》"卷内错误改正表"改为"安"。
② 夫敬妻，百乘之家也，老而犹绩：《国语·鲁语下》载，春秋时文伯歜已为鲁相，其母敬姜犹纺绩不辍，后世称为"敬姜犹绩"，比喻富贵而不忘根本。妻：《卫生至宝图说》"卷内错误改正表"改为"姜"。
③ 勋：《卫生至宝图说》"卷内错误改正表"改为"勤"。

激经胎漏

妇人既有孕之后，仍复行经者，名曰激经，为血有余。若孕妇无故下血，或下黄汁、豆汁，而痛①不痛者，谓之胎漏。若其胎已伤而下血者，其腹必痛。盖妇人之血，在上为乳汁，在下为经水，一朝有孕，而乳汁、经水俱不行者，聚之孕宫以养胎也。今胎漏下，则是气虚、血虚、胞中有热、下元不固也。

---

① 痛：《医宗金鉴》卷四十三作"腹"。

胎不安小产堕胎

　　孕妇气血充足，形体壮实，则胎气安固。若冲任二经虚损，则胎不成实。或因暴怒伤肝，房劳伤肾，则胎气不固，易致不安。或受孕之后，患生他疾，干犯胎气，致胎不安者亦有之。或因跌扑筑①磕，从高坠下，以致伤胎、堕胎者亦有之。然小产、堕胎，亦自有别。五七月已成形象者，名为小产。三月未成形象者，谓之堕胎。以上小产、堕胎，皆出有因。若坏②胎三五七月，无故而胎自堕，至下次受孕，亦复如是，数数堕胎，则谓之滑胎。多因房劳太过，欲火煎熬，其胎因而不安，不可不慎者也。

---

① 筑：《卫生至宝图说》"卷内错误改正表"改为"触"。
② 坏：《卫生至宝图说》"卷内错误改正表"改为"怀"。

子死腹中

　　夫子死腹中者，故①因惊动太早，或触犯禁，或抱腰太重，或频探试，水胞衣先破，血水先尽，而胎干涸故耳。然必验其舌青面赤，肚腹胀大，腹冷如水②，久之口中有秽气出者，方可议下。勿使上奔心胸，宜用佛手散服之，生胎即安，死胎即下，至稳至灵，幸勿轻视。古人立法，其③有精义，且经屡验，不吾欺也。勿令奇方怪药，以伤母命，慎之慎之。

　　当归六钱、川芎四钱、益母草五钱。用水二大碗煎一碗，入酒一杯，再煎一沸，温服，俟半点钟久，再进一服。

　　此方名曰佛手散，专治妊孕五七个月，因事筑④磕伤胎，或子死腹中，恶露下痛不已，口禁欲绝。用此药探之，若不损则痛止，子母俱安，若胎损即便遂下。又治产后腹痛、发热、头疼，逐败血，生新血，能除诸疾，屡试屡验，至稳至灵，真神方也。

---

① 　故：《寿世保元》卷七作"多"。
② 　水：《卫生至宝图说》"卷内错误改正表"改为"冰"。
③ 　其：《卫生至宝图说》"卷内错误改正表"改为"具"。
④ 　筑：《卫生至宝图说》"卷内错误改正表"改为"触"。

辨母子存亡

　　凡妊娠一切垂危之候，欲知母子存亡者，当于孕妇面、舌之色定之。若面赤、舌青，则其子必死。面青、舌赤，则其母必亡。若面、舌俱见青色，口角两边流涎沫者，则子母二命俱不能保也。

胎前母子盛衰

　　夫孕妇所怀之胎，有盛衰之辨也。若孕妇气血壮盛，而胎元弱者，胎前必多病。若孕妇衰弱，而胎元壮实，则产后其母必多病。若子母俱和平，无偏盛偏衰，则胎前产后均平安无疾，可坦然无忧也。

胎前节养六条

　　每见产后绝证，随产随脱，无计可施。有一种气虚欲脱，瘀血犹滞于中，汗出神昏，上吐下泻，或面青肢冷，或气喘直视，危急异常，因于瘀滞者，宜服生化汤，先去其瘀，即补其原。有一种产时去血骤多，因而虚脱者，宜服参附汤，先保其原，再和其血。又有一种元气又真虚，瘀血又壅滞，欲补其原，瘀即上攻，欲消其瘀，原即随脱。虽有攻补兼施之法，亦难见效，此名绝证。只因胎前失于检点，及至临盆，欲救不能，追悔何及！谨列胎前节养六条，预为调养，指引孕妇，皆登寿域。

　　一、除恼怒。凡受胎后，切不可打骂人。盖气调则胎安，气逆则胎病。恼怒则否塞不顺，肝气上冲，则呕吐、衄血。脾肺受伤，肝气下注，则血崩、带下、滑胎、小产。欲生好子者，必须先养其气。气得其养，则生子性情和顺，有孝友之心，无乖戾之习。所谓和气致祥，一门有庆，无不由胎教得之。

　　二、禁房劳。保产以绝欲为第一要事。试观猫犬至微，尚知有孕不复交合，何况人为万物之灵，岂反不如之耶？所以妇人于经过一二日交感之后，只宜分床独宿，清心静养，则临盆易生易育，得子少病而得寿。倘或房劳不慎，必致阴虚火旺，半产滑胎，可不谨欤？

　　三、戒生冷。胎前喜食生冷，只因怀孕以后，多恼多气，不慎房劳，以致火旺口渴。殊不知生冷等物，岂能退血分之热？徒使脾胃受伤，疟疾、痢疾、呕吐、泄泻诸病，皆由此起。病则消耗精液，口渴愈甚。惟戒恼怒，慎房劳，服健皮①补血之药，调理本原，可保平复。否则临产之虚脱，产后之绝证，断不免也。

四、调寒温。胎前感冒外邪，或染伤寒时证，郁热不解，往往小产堕胎，攸关性命。要知起居饮食，最宜调和。古人有言：不受寒自不发热，不受风自不咳嗽，此为胎前紧要关头。

五、服药饵。胎前产后，药能起死回生，世人鉴误治不②害，遂言胎产不必服药，迷乱人意，以致失于调补，株守舍③忍，勉强临盆，诸证蜂起。若知接养有方，随时调治，其所安全母子者，药饵之功，正复不浅也。

六、宜静养。胎前静养，乃第一妙法。不校是非，则气不伤矣。不争得失，则神不劳矣。心无嫉妒，则血有④充矣。情无淫荡，则精自足矣。安闲宁静，即是胎教。绍宗祧之重，承舅姑之欢，叶琴瑟之和，衍螽斯⑤之庆。所以古人必先静养，无子者遵之，即能怀孕。怀孕者遵之，即为易育。静养所关，岂不大哉！

---

① 皮：《增广大生要旨》卷二作"脾"。
② 不：《卫生至宝图说》"卷内错误改正表"改为"之"。
③ 舍：《卫生至宝图说》"卷内错误改正表"改为"含"。
④ 有：《卫生至宝图说》"卷内错误改正表"改为"自"。
⑤ 螽斯：昆虫名。螽斯繁殖能力强，古人常以此祝愿他人子孙繁盛。

保产机要

一、受胎后，不可看戏及鬼怪形象。

二、受胎后，不可升高处，恐倾跌有损。亦不可举手向高处取物，恐伤胎而子鸣。腹中如钟声，亦有治法，但令曲身片时即安。盖胎内有疙瘩，儿含口中，因母举手向高处，脱出儿口，是以啼也。又法散钱于地，令母拾取更效。

三、受胎六七个月，或八九个月，胎忽乱动两三日间，或痛或止，或有水下，但腰不甚痛，是胎未离经，名曰弄胎，又曰试胎。胎水有无俱不妨，但直身坐卧行立，不可惊忧逼迫，以致误事。二者俱非正产，必因触犯致此。

四、受胎之后，常令乐意忘忧，运动气血，安养胎元。早当绝去嗜欲，节调饮食，内远七情，外避六淫。心宜静不宜躁，体宜动不宜逸，味而平不宜热，食宜暖不宜寒。毋久立，毋久坐，毋久卧。又宜却去一切肥甘煎炙、油腻、辛辣、咸酸、水果、鱼鳖、狐兔、鸽雀之类，即无胎漏、胎动下血、子肿、子痫等证，及横产、逆产、胎死腹中之患。降生之后，又无胎热、胎寒、胎肥、胎怯、胎惊、胎黄，诸般胎毒。先正胎教，宜遵行之。

论胚胎分月

怀孕至分娩之期，其胚胎如何成婴，按月列下。

（首个月①）卵珠既受精，则经日而成一胚珠，内有清水，初见无物无形。

（十二日）胚珠大如白豆，重二三厘。珠胞之外，茸生丝毛（如水缸发毛之饭粒），剖而看之，见双膜包涵清水，有小物两粒浮其中，一圆一长，长者渐变形为人，积日弥大，是名为胚。圆者养胚之物，积日弥小，及生胎盆，则茫然乌有。

（二十日）胚珠渐大，珠内胚形如大蚁，重约一分，长约三分，似有头身之意。

（三十日）珠内胚形长四分，大如牛蝇，身首显然可见，首上具有眼模。

（三十五日）脐带始生萌芽。

（四十二日）头上有口。

（四十五日）胚重一钱，长八分，初见四肢臂股。

（六十日）手足俱全，骨点始生，上有耳鼻，下有肛门，是有受形之始，长寸许。

（六十五日）腹内粗有五脏。

（三个月）全形可见，男女育具，方能分辨，长二寸，重二两许，胎盆乃成。

（四个月）周身内外皆备，重五两五钱，长四寸。

---

① 首个月：本节内容以胎儿的发育顺序为编排逻辑，故"首个月"不应出现在"十二日"前，且下文已有"三十日"的胚胎发育状况描述，故此处应有讹误，存疑待考。

（五个月）长五寸，孕妇始觉胎动，外观亦见腹部稍胀大。

（六个月）长六寸，重十三两，手指脚趾皆生甲，头颅亦生毛发。

（七个月）长八寸，骨节粗成，壮者生出可活。

（八个月）长一尺一寸，重五十五两，卵子由腹落至肾囊。

（九个月）长一尺二寸，上下眼膜分裂。

（十个月）怀胎之期满，胚胎之机关全备，长约一尺三四寸，重五六斤。

由是观之，可知胎儿之发育，乃父精母血，积日而大，阅十月而成。人身具体，心最先生（雌鸡伏蛋，才十三时辰，蛋黄内已有跳点，渐成鸡心），及终世之时，百体先死，心死最后。婴儿在胎之日，肺小肝大，不须呼吸地气，其血色及运行功用，皆与出世者不同。妊胎二十日，心已成膜，初见一管，渐分两房，又渐而成四房。上两房有户相通，出世之后即闭塞，否则紫血混行，儿死而身蓝矣。胎儿之血，来自胎盆，由脐带透脐而入，一半入肝（运行肝内即入心房），一半入回血总管，上达心右上房，即过左上房而落左下房，由左下房入血脉总管。先上两手、头脑之内，由回管返心右下房，即自入肺管，透血脉总管之栱（入肺管与总管之栱，出世后即不相通），然后落下身两足之间。胎儿上身大，下身小者，因上身先接好血故也。于是血落下身，行至胯骨盆上，即分一半入足，一半入双管，绕脐带而达胎盆，以胎盆为肺之用，改换坏血，复由脐带而回。轮流不息，直待生出，呱呱以啼，肺即开张以呼吸（气即入肺。西国有验死儿者，投肺于水，以验浮沉，即知儿死腹中，抑产后故杀，以定其罪），血顿更改而运行，造化之工妙如此。

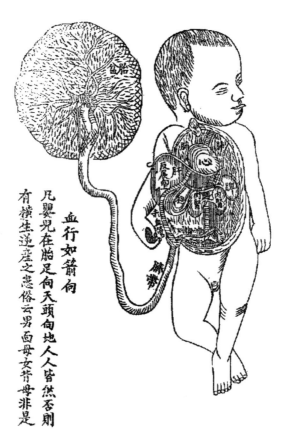

血行如箭向

凡婴儿在胎足向天头向地人人皆然否则
有横生逆产之患俗云男面母女背母非是

婴儿脐带胎盆图

胎盆论

　　胎盆俗曰胎衣，又曰胞衣，乃胚球胞外丝毛粘连子宫内膜，丝毛渐变为血管，妊胎三月而成，形圆如碟，径阔五寸，中厚一寸许。盆之体，半为孕妇血管，半为胎儿血管。婴儿在胎，不饮不食，故孕妇脉管甚大，含[①]接胎儿脉管，渗泄精液以养之。盆之中，与脐带相连，脐带中通，长约一尺三寸，外有两脉管绕之。胎儿肺经甚小，不能呼吸地气，故血脉管运入胎盆之内，直以胎盆为肺用，是一盆而兼二用也。凡婴儿生下移时，子宫渐缩，胎盆划然而脱，孕妇血管与之相连者，皆截然分张于斯时也。脉管断口紧闭，血脉即壅而不流矣。间有胎盆本[②]离，血管半断，或胎盆已出，子宫松展，血溢如注，晕然而绝者。所以产后必须安睡床上，不可妄动，宜用布带束缠小腹，旬日后方可解开，此为至要之语也。

---

① 含：《全体新论》卷十作"衔"。
② 本：《全体新论》卷十作"未"。

出产时期推算法

妊娠之初发，当以最终之月经停止之日推定之。胎儿出产之期，常平均二百八十日，故推算出产之期，宜从月经闭止之日，加九个月零七日便合（按：此是阳历算法，盖阳历常有三十一日而无二十九日，故九个月零七日便有二百八十日，若中国现行之阴历，不能全依之，惟准用其法推算可也）。如去年六月四日月经闭止，本年二月十一日，是出产之期，若是可无大差。然近其日则当准备，间有六七个月生者，有一年二年乃至四年而后生者。

临产之注意

凡用稳婆须择老成历练明白者，方可嘱托。切不可以产母一身之事尽委之，只令其应为接生之事，其余各事勿使着手，恐致误事。倘产母身体有异状，宜速请医诊视，若委之稳婆而安心，实愚之甚者。岂知此等狡媪愚妇，不明道理，胡做乱为，多因此误事而伤生者有之。不如西国接生之事，皆以女医士主之，取其谙识血脉脏腑部位故也。但胎产事宜，预招待熟练医士，可无后患。至若村落之间，得西医接生甚难，则老成惯练稳婆亦无不可，总宜留意择之为妙。

在房伺候者，亦不可多人，人多则言语喧哗，产母之心必惊，惊则心气虚怯，至产时多致困乏。只宜老成二三人安静伺候，必须轻行轻语，不宜多话，则产母心始安，而其胎亦能静矣。一切亲族妇女或至问候，俱婉言谢却，勿令入房，若多一人，即多一时迟延。

临产时第一要劝产母放心安静，忍痛歇息，勿令杂人往来，更禁无事询问，大惊小怪，交头接耳，咨嗟叹息，及求神许愿，皆能令其忧疑扰乱，以致误事。

又近产时最忌曲身眠卧。盖产母畏痛不肯直身行动，以致胎转不顺，将到产门，被母曲腰遮闭，再转再闭，儿必无力而不能动，决定难产。人见其不动，则谓其胎死，实因无力，非死也。此时任有妙药，亦不能助儿有力而动，只要产母心安气和，息养片时，自然生下，惟切忌惊忧燥急。盖惊则气乱，忧则气结，燥急则气逆，恶血上冲，多致闷绝。

或有儿生不顺与双生难出，以及怪胎，不必惊怪，自然生下。总要稳婆多方安慰，能不令产母闻知更妙，倘若惊慌，则愈难生下。

临产以进食为本，此时心内忧疑，腹内疼痛，甚至精神疲倦，口中失味，全要美味调养，倘不能食鸡鸭，猪肺清汤，宜频频与之。

产室之内，四时俱要寒温适中，若太热太寒，均不相宜。如夏月盛暑之时，必用冷水洒扫房间，解其郁蒸之气，四面窗牖大开，以薄纸帐遮之，使产母温凉得宜，庶新血不致妄行，可免中暑、血晕之疾。如冬月严寒之时，宜设火炉，使产母腰背下身就火烘之，庶得和暖之气。如春天更要闭其户牖，勿使寒冷，以致血凝难产之患，凡合用各物皆要预备。

论胎产之原因

　　妇人胎产，乃造化自然之理，时至则生，俗所谓瓜熟蒂落，原属平常事，不必惊疑，而人人不免惊疑者，为未明自然之理也。吕祖云：天生天养，不必着忙。造化原不令人小产，人多不守禁忌，因而小产。造化原不令人难产，人多不善调摄，因而难产。造化原不令人逆生，人多怆惶无主，因而逆生。或小产，或难或逆，性命攸关，可不慎软？所以胎前保护，不可不讲，而临盆坐早，亦宜究心焉。至于稳婆，临产时不可不用，亦不可轻易听从。盖此辈无书传授，偏执己见，胡做乱为，往往误事。妇人如不识字，为夫君者，宜于平日将此书常为讲解，令妇人熟闻，怀孕知调摄，临产有主张，并诫稳婆安静以待之，自无小产难逆之患也。

六字真言

一曰睡，二曰忍痛，三曰慢临盆。

妊娠月足临产，腹内如觉动转疼痛，先要自己拿定主意，要晓得此是人生必然之理，极容易之事，不必惊慌。但觉痛一阵不了，又疼，一连五六阵，渐疼渐紧。此是要生，方可与人说知，以便伺候。若疼得慢，则是试疼，只管安眠稳食，不可乱动，此处更要着意留心，乃是第一关头，不可忽略。若将试疼认作正生，胡乱临盆，则错到底矣。

此时第一要忍痛为主，不问是试疼是正生，忍住疼照常吃饭睡觉，疼得极熟，自然易生。且试疼与正生，亦要疼久，看其紧慢，方辨得清，千万不可轻易临盆坐草，揉腿擦肚，至切至切。再站时宜稳站，坐时宜正坐，不可将身左右摆扭，须知此处要自己作主，他人替不得，与自己性命相关，与别人毫无干涉。

到此时必要养神惜力为主，能上床安睡，闭目养神最好。若不能睡，暂时起来，或扶人缓行几步，或扶桌站立片时，疼若稍缓，又上床睡，总以睡为第一妙法。但宜仰睡，使腹中宽舒，小儿易于转动，且大人睡下，小儿亦是睡下，转身更不费力。盖大人宜惜力，小儿亦宜惜力，以待临时用之，切记切记。

无论迟早，切不可轻易临盆用力，又不可听信稳婆说孩儿头已在此，以致临盆早了，误尽大事。此乃天地自然之理，若当其时小儿自会钻出，何须着急？因恐小儿力薄，其转身时用力已尽，及至产门，不能得出，或亦有之，宜稍用力一阵助之，则脱然而下。盖此时瓜熟蒂落，气血两分，浑身骨节一时俱开，水到渠成，不待勉强，及至生下，即产母亦不知其所以然矣。

或曰：大便亦须用力，如何生产亦不用力？要知大便是呆物，必须人力。小儿自会转动，必要待其自出，不但不必用力，正切忌用力。盖小儿端坐腹中，及至生时，垂头转身向下，腹中窄狭，他人有力难助，要听其自家，慢慢转身到产门，头向下脚向上，倒悬而出。若小儿未曾转身，用力一逼，则脚先出，谓之逆产。或转身未定时，用力一逼，则横卧腹中，一手先出，名曰横生。即或转身向下，略不条直，用力略早，亦或左或右，偏顶腿骨而不得出。此由产母未曾预闻讲说生育道理，临事怆惶，遂有此等弊病，皆是时候未到，妄自用力之故。奉劝世人，万万不可用力，然亦非全不用力，但当用力只有一杯①茶时耳，其余皆不可乱动者也。即如大便未到粪门，纵然用力亦不能出，而况于生产乎？

或问：何以知此一杯茶时而用力乎？曰：此时自是不同。若小儿果然逼到产门，则浑身骨节疏解，胸前陷下，腰腹重坠异常，大小便一齐俱急，眼中金花乱闪，真其时矣。当于此时临盆，用力一阵，母子分张，何难之有？

或曰：小儿会钻出之说，到底未敢尽信，不知古人曾言及否？曰：古人立言，不过撮其大要，安能事事而悉言之？只要后人体会耳。观瓜熟蒂落四字，即知小儿自会钻出。观揠苗助长四字，即知将试痛认作正生之弊矣。夫哺鸡足日，自能啄壳而出，岂有催生之神药，稳婆之妙手乎？古人谓有迟至三四年而后生者，此是不肯钻出耳。既自不肯钻出，谁能强之？自要钻出，谁能御之？

或曰：早一时断②乎不可动矣，不知迟了一时，或有妨否？

---

① 杯：《达生编》卷上作"盏"。
② 断：《卫生至宝图说》"卷内错误改正表"改为"断"。

曰：不妨。若果当其时，必无不出之理，然或偶有不出者，则是小儿力尽不能得出，宜令上床安睡，使小儿在腹中亦安睡歇力，片刻自然生矣。

或曰：倘或儿到产门而大人睡上，岂不有碍？曰：更好。盖小儿向下时，而大人坐立，则小儿倒悬矣，岂能久待？今大人睡下，儿亦睡下，有何妨疑①。又曰：倘或闷坏奈何？曰：他十个月不闷，今乃闷乎？

或问：忍痛过久，或亦不妙。曰：最妙。从未闻妇人偷生而难产者，或谓有神护祐，非也。总因胎叶②于私，怕人知觉，只得极力忍疼，忍到没奈何时，儿即脱然而出，此理甚明，有何疑虑。

或曰：不宜用力，已闻教矣。不知误用力以致横生逆产，有法治之否？曰：有，急令安睡，用大剂加味芎归汤服之，将手足缓缓托入，再睡一夜，自然生矣。又曰：托之不入奈何？曰：若肯睡，再无托不入之理。若到此时，仍不肯睡，又或动手动脚，乱吃方药，吾未如之何也矣。

或问：盘肠生，是何缘故？曰：亦是用力之过。盖因产母平日气虚，及到临产时，用力努挣，浑身气血下注，以致肠随儿下。一次如此，下次路熟，又复如此。若能等待瓜熟蒂落之时，何得有此怪异之症乎？

或问：有一痛便生，令人措手不及者，此又何也？曰：此乃正理，何足为异。盖胎气以③足，母子两分，儿自要出，虽欲留之而不可得，人人皆是如此。皆可有此一时，只要忍耐得住，等待此一时耳。

---

① 疑：《卫生至宝图说》"卷内错误改正表"改为"碍"。
② 叶：《达生编》卷上作"起"。
③ 以：《卫生至宝图说》"卷内错误改正表"改为"已"。

或曰：稳婆不必用乎？曰：既有此辈，亦不能不用，但要我用他，不可他用我，全凭自己作主，不可听命于彼耳。大抵此等人多愚蠢，不明道理，一进门来，不问迟早，不问生熟，便令坐草①用力，一定说孩儿头已在此，或令揉腿擦肚，或手入产门探摸，多致损伤，总要见他工②劳，不肯安静。更有一等狡恶之妇，借此居奇射利，祸不忍言矣。按：吴越之间，谓之稳婆。江淮间，谓之收生婆。徽宁间，谓之接生婆。按："收""接"二字之义，由其年老惯熟，今之接儿落地，收儿上床耳。原非要他动手动脚也。每见富贵之家，预将稳婆留在家中，及到临时，稍不快利，前门后户，接到无数，纷纷攘攘，闹成一片。所谓天下本无事，庸人自扰之。

或问：临时有经验之药，亦可用否？曰：不用。从前奇方，莫过鼠肾兔脑丸，今时盛行，莫过回生丹。非谓其不效而不用也，总用不着耳。既不用力，又不动手，又有睡法佐之，他自会生，何须用药。纵有不顺，睡为上策。

或问：服药有益无损否？曰：安得无损？鼠兔二丸，大耗气而兼损血。回生丹，大破血而兼损气。盖鼠兔例用香窜之药，产时百脉解散，气血亏虚，服此散气药，儿已出而香未消，其损多矣。且令毛窍开张，招风入内，祸不可言。回生丹，以大黄、红花为君，其余亦多消导之品，血已耗而又大破之，多致产后发热等病，遗患无穷。都只谓产后失调，谁复归咎于药？按：此数方，古今称为神灵奇宝者，尚然如此，其他可知。送药者本是善念，但知其利不知其害耳。

或问：总无可用之药乎？曰：有，只须加味芎归汤、佛手散，此二方，用之不尽矣。盖胎时全要血足，血一足，如舟之

---

① 坐草：古代妇女常在草垫或草席上分娩，故称。
② 工：《卫生至宝图说》"卷内错误改正表"改为"功"。

得水，何患不行？惟恐产母血少，又或胞浆早破，以致干涩耳。今二方，皆大用芎归，使宿血顿去，新血骤生，药味易得，随处皆有。且使身体壮健，产后无病，真正有益无损。此皆先贤洞明阴阳之理，制此神方以利济天下后世。奈世人贵耳贱目，以为平常而不用，必求奇怪之药而后用之。只要奇怪，不论损益，岂不可叹！

或问：依此言，世间总无难产者耶？曰：偶亦有之。或因产母太虚，胎养不足，血气不完。或因产母伤寒之后，热毒伤胎。又或因夫妇同房太多，以致欲火伤胎。平日过食椒羌①煎炒热物，火毒伤胎，以及跌扑损伤，皆致难产，多令胎死腹中。除此之外，无难产者矣。又有严寒天气，涸②水成冰之时，贫家房中火气微薄，以致血寒而冻，亦令不出。然此亦因临盆太早，去衣坐久之故耳。若令拥被安卧，待时而产，岂有此患。

凡生产艰难，或天寒孤③儿生下不哭，或已死者，急用衣物包裹，再用香油纸捻将脐带慢慢烧断，暖气入腹，渐渐作声而活，倘或先剪断脐带则死矣。

或问：临产时饮食如何？曰：此时心内忧疑，腹中疼痛，甚至精神疲倦，口中失味，全要好饮食调理，但不宜过于肥腻耳。倘不能食，只将鸡汤肉汤之类，吹油澄清饮之，亦能壮助精神。人以食为命，岂可一日缺乎？

或问：食物必要去油，取其清也？曰：然。不但要清，且更要淡。盖清淡之味，本乎天，能生精神，浊则否矣。

或问：何以验之？曰：产妇宜饮淡酒，宜食淡味。若饮醇酒，食咸味，皆令烧干无乳，此清浊之验也。

---

① 羌：姜。
② 涸：《达生编》卷上作"滴"。
③ 孤：《达生编》卷上作"孩"。

试痛

　　或问：试痛何故？曰：儿到七八个月，手足五官全备，已能动弹，或母腹中有火，或起居不时，令儿不安，以此大动而痛，此等十胎而五，不足为奇。只宜照常稳食安眠，一二日自然安静。或痛之不止，用安胎药一二服自止。此后近则数日，远则月余，甚至再过三四个月才产。人多不知，轻易临盆，终日坐立，不令倒睡。或抱腰擦肚，或用手拖，或用药打，生生将儿取出，母则九死一生，儿则十胎九妖①，惨不可言，世间难产皆此故也。盖胎养不足，气血不全，如剖卵出雏，裂蘸②出蛹，能可③活乎？只说小儿难养，谁复根究到此，又有受寒及伤食腹痛，不可不知。

　　或问：何以知其试痛？曰：只看痛法，一阵紧一阵者，正生也。一阵慢一阵，或乍紧乍慢者，皆试痛也。

　　或问：伤食受寒，何以辨之？曰：伤食者，当脐而痛，手按之更痛，或脐傍有一硬。寒痛多在脐下，绵绵而痛，不增不减，得热物而稍缓是也。

　　或曰：试痛亦有，或未必多。曰甚多。曰：何以见之？曰：以今之难产者多矣。

　　或问：将试痛认作正生，其害如此，倘将正生认作试痛，以致过时，不亦有害乎？曰：无害。果当其时，小儿自会钻出。纵或过时，不过落在裤中，生在床上而已，有何大害，而如此谆谆乎？

---

① 十胎九妖：十胎九夭。
② 蘸：《卫生至宝图说》"卷内错误改正表"改为"茧"。
③ 能可：《卫生至宝图说》"卷内错误改正表"改为"可能"。

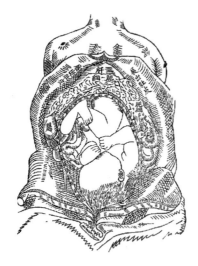

足月孕妇图

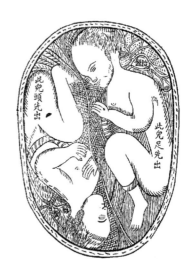

足月孖胎图

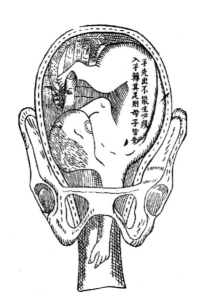

横生图

论十产之证

凡生产先知此十证，庶母子两命皆得保全。世之业接生者宜知此，庶不害人。妊娠之家宜知此，庶不自害。

一曰横生。因儿身方转，产母用力太早，逼令儿身不正，先露手臂。但令产母安然仰卧，稳婆以手徐推儿臂令上，复以中指探儿肩，弗使脐带绊系，待儿身转正，头对产门即生。

二曰倒生。因儿未及转身，产母努力一逼，故先露足。亦令产母安然仰卧，稳婆以手徐推足入，静候片时，俟儿身转正，迎门即生。切不可听无知稳婆用力断儿手足，手足一断，则必乱扰腹中，两命俱伤矣。

或问：横生倒产，此皆用力太早之故，世间亦有未曾用力而多难产者，何也？答曰：或因母体本弱，血气虚损，胎养不足。或因母病伤寒之后，热盛损胎。或孕后不戒房事，以致欲火伤胎。又或多食椒姜炒炙等物，热毒伤胎。以及跌撰①损伤等症，皆致难产。

三曰偏产。因儿身虽已转身，但生路未正，被母用力逼，儿头偏一边，虽露顶，非也，乃额角耳。令产母仰卧，稳婆轻手扶正头顶即生。又有儿顶后骨偏住②谷道，旁露其额者，令稳婆以棉衣烘温裹手于谷道外边，轻轻推儿头令正即生。

四曰碍产。因儿转身时，母用力太早，致儿脐带绊肩。虽儿身已正，门路已顺，儿头已露，犹不能生。令产母仰卧，稳

---

① 撰：《卫生至宝图说》"卷内错误改正表"改为"撞"。
② 住：《医学心悟》卷四作"注"，《济阴纲目》卷十作"在"，均有讹误，正字或为"往"，存疑待考。

婆轻轻推儿向正，以中指按儿肩拨下脐带，候儿正顺，即生。

五曰坐产。因儿将产，其母疲倦，久坐椅褥，抵其生路，须用手巾一条拴系高处，令母以手攀之，轻轻屈足作坐状，产户舒张，儿即生下。

六曰盘肠产。因产母平日气虚，及临产时用力努挣，周身气血下注，以致肠随儿下。一次如此，下次路熟，亦必如此。治法以洁净不破损漆器盛之，待儿胞衣俱下，产母仰卧，自己吸气上升，稳婆以香油涂手徐徐送入。

七曰冻产。冬月严寒，被衿单薄，下部受冻，以致血冷凝滞，骨骱产户坚收，儿不能即生，速以芎归汤加炮姜，或肉桂与服。衣服宜厚，产室宜暖，下体更宜温厚，但火气不可大热，恐致血晕。

八曰热产。夏月酷暑，产室人多，热气逼蒸，使产母伤热气分，头痛面赤，昏昏如醉，气乏不能产下，宜服六一散，且用冷水洒扫房中。若凉台水阁，以及狂风阴雨，更当谨避，总之产母当温凉得中为妙。

九曰惊产。或因少妇初次生产，或因向来难产，临期恐惧，以致气结不行，儿不即下，服紫苏饮最妙。

十曰伤产。怀妊未足月有所伤动，以致脐腹疼痛，忽然欲产。或妄服催药，逼儿速生。如此生息，未必无伤，慎之。

胞衣先破，其故有二：

一因母弱气血虚，胞衣薄，儿身转动，随触而破。

一因儿身未转，坐草早，用力狠，以致胞破。破久，水血干，产路涩，儿难下，急用芎归汤加熟蜜一两，助气而兼润滑，自当顺下。

又有等狡滑稳婆，意欲害人，私以手指掐破胞衣者，极要关防。

胞衣不下之故

　　夫胞衣不下者，或因初产用力困乏，风冷相干，致血瘀凝；或因下血过多，血枯产路干涩；或血入胞衣，胀满疼痛，皆能使胞衣不下。若是临盆早之故，当产之时，骨节开张，壮者数日而合，怯者弥月而合。今不待其开而强出之，故胎出而骨眼随闭，以致胞出不及耳。急用无名异①三钱研末，以蛋白调匀碗贮，次用老米醋一茶盅，热滚和药同服。如不下再服，万无一失。只要产母安心，自无患害，切不可轻信稳婆妄用手法，多致死亡，慎之。

---

① 无名异：药物名，出自《雷公炮炙论》。

难产七因

一因安逸。妇人怀胎，血以养之，气以护之。宜时常行动，令血气周流，胞胎舒展。若久坐久卧，气血凝滞，则必难产。常见田家劳苦之妇，其产甚易可证也。

二因奉养。胎之肥瘦，气通于母，恣食厚味，多致胎肥难产。常见贫家之妇，容易生产，可证也。故产母调摄，须以白饭香蔬，略用肉食为妙。

三因淫欲。古之妇人，有孕即居侧室，不共夫寝。若有孕而犯之，三月以前，常致胎动小产。三月以后，一则胞衣太厚而难产，二则子身有白浊而不寿，三则多患疮毒，出痘细密难起，以致妖亡①，皆由父母欲火所结耳。

四因忧疑。今人不讲生产之理，或问祸福于鬼神，或用祷求于卜筮，或里中有产厄者。孕妇闻之则惧，惧则气怯，故亦难产。

五因娇怯。如少妇初产，子户未开，即便腰曲不伸，辗转倾侧，以致儿不得出。又中年妇人生育既多，血气虚损，产亦艰难。须胎前服补气养血之药，调理康健，则临无虞②。如妇人禀体素强者，亦同此例。

六因怆惶。将产之际，有等愚蠢稳婆，不审正产与转胎，但见腹痛，便令努力催生。产妇听从，以致横生倒产，子母有伤。

七因乏力。临产用力太早，及儿欲出，母力已乏，停住艰难，服人参汤接力即产。

---

① 妖亡：夭亡。
② 临无虞：《卫生至宝图说》"卷内错误改正表"改为"临产无虞"。

小产当慎

三月五月而堕者为小产，此因胎脏损伤，胞系腐烂，以致胎堕，此比大产更甚。盖大产如栗熟自脱，小产如采生栗，破其皮壳，断其根蒂，非自然者，岂不甚于大产乎？但世人往往以小产为轻，多致因此而损命者有之。必须倍加调养，宜服补血养气、生新去瘀之剂。世有服堕胎药者，害莫大焉。

七月而堕者为半产，此除跌蹼损伤外，有无故而忽堕者，多在三五七月。若前次受胎，此月曾堕者，后至此月必应期而堕。

妊娠三月，乃手厥阴心包络所养。心络名相火，内属于心，代君火行事。其经多血少气，若悲哀、思虑、惊动而神气内虚则堕。

妊娠五月，乃足太阴脾经所养。脾为五脏之本，生化之源。其经多气少血，若饮食失宜，起居不慎，脾土受伤，不能化血养胎则堕。

妊娠七月，乃手太阴肺经所养。肺主一身之气，所以流行血气，举载胎元。是经亦多气少血，若多言、大哭、大怒，食凉犯寒，气血亏损，不能内固则堕。

凡此三经，关系最大。此月经虚不能任养而堕，后至此月经益虚，故复堕。必须用对证之药，先期半月服十余剂调补，防过此月，则胎自固矣。

补气养血汤（治小产气虚下血不止）：

防党一钱、白术去芦一钱、阿胶炒一钱、川芎一钱、香附炒五分、炙草五分、炙芪一钱、白芍酒炒一钱、艾叶五分、砂仁五分、青皮_{去芦}五分。净水煎服。

补血定痛汤（治小产腹痛，以手按腹愈痛。此是瘀血为患，宜用此药）：当归一钱、白芍一钱_{酒炒}、香附五分、桃仁三分_{去皮研细}、玄胡索七分、熟地一钱、川芎一钱、青皮五分_炒、红花三分、牡丹皮五分、泽兰五分。水酒各一碗，煎至八分，温服。

产后之摄生

产妇既分娩毕，不问腹痛不痛，有病无病，随服生化汤一二剂，可免血晕血逆之患，此为至要。

当归五钱、川芎一钱、桃仁七粒_{去皮尖}、泡姜①三分、炙草五分。

名曰生化汤，专治产后儿枕痛，及恶露不行、腹痛等证。产后本属血虚，然阴亡则阳孤，气亦痛。如太补则气血易滞，若失调则诸邪易袭。原方乃去瘀生新，扶阳益血，行中有补，化中有生，初产后服一二剂，可免后患也。

产妇虽安产之后，少坐上床安卧，厚铺裀褥，高枕靠垫，勿令睡下。宜仰卧不宜侧睡，宜竖膝不宜伸足，宜闭目静养，切忌大喜大怒。亦勿令熟睡，恐倦极熟睡，血气上壅，因而眩晕。又不宜高声急叫，以致惊恐。

产后饮食，因各处风土不同，不可拘定，总之肉羹及鸡蛋之半熟者食之甚宜。盖鸡蛋乃去瘀生新之能，肉羹可以壮旺身体。若难消化食品决不可用之，务择滋养品而消化易者最宜。倘盐卤之肉类、菜类及鸭蛋、猪油等物，皆不可与食，以其壅塞经络，令血气不通耳。经半月后虽饮食如常，仍不可不调摄。

产后衣服，从天时之寒暖而适宜服之，勿令受风寒。若下床时宜即披衣，否则一受感冒，百病丛生，故不可不慎也。衣服犹要洁净，则有益于身。至若更换衣服之时，勿向早晚天寒时刻，必须日中温暖为宜。

---

① 泡姜：即炮姜。

分娩后身体不宜动，否则手足腰腿必有酸痛等症。但经过十日外可静在室内运动，至满月气血平复，方可照常理事。

又初产时，不可问是男是女，恐因言语而泄气，或因爱憎而动气，皆能致病。倘若连胎生女，此亦人事之常。凡为翁姑与丈夫者，只宜好言宽慰，切不可咨嗟叹息，将妇抱怨，令其气苦，未免致病伤生，慎之慎之。

生男生女，自有定数，明理达人，安于义命。世有因连胎生女而或弃或溺者，能不遭上天残忍之鉴乎？文王之圣，后妃之德，故得麟趾螽斯之庆。修德行仁，自绵瓜瓞，求子嗣者，弗以余为迂阔也。

论蓐劳虚羸

　　产后气血两虚，起居不慎，风寒外袭，瘀血内停，更或饮食厚味过伤，忧劳忿怒，乃不足之中挟有余之证。致生寒热往来，脐腹胀满，懒食喜眠，头晕昏迷，骨蒸潮热，盗汗自汗，痰喘咳嗽，面色萎黄，肌肉削瘦，气力难支，名为蓐劳，医治甚难。凡欲疗斯疾者，必当先调理其脾胃，使饮食强健，能胜药力。然后调其荣卫，补其虚损，始能痊愈。

保婴论

　　婴孩初诞，尚如一点萌芽，此时调护极须得宜，庶无不测之症。儿之易长易成，其权总操之父母，夭寿之故有二：盖一则由于禀赋，一则由于抚养而已。夫禀赋为胎元之本，精血之受于父母者是也。抚养为栽培之本，居处寒温饮食得失是也。常见少年举子者，自尚童心，贪佚多欲，失于顾复。若富贵而艰嗣者，则又矜张姑媳，往往过情，太过不及，同一致病。故参以养孩之法，列之于复①，为保婴良式。

---

① 复：《卫生至宝图说》"卷内错误改正表"改为"后"。

拭口法

　　婴儿初离母体，须用软棉裹指，拭净口中不洁，以清脏腑。古云：子未啼时先取秽血，此古人不详体察。盖儿在胞衣之中，以脐蒂资生，胞中皆是氤氲精气，生长蒸化，并无血脉，儿口之血，从何而来？此说不经，不可为训也。

　　新产小儿，饮食未开，胃气未动，是混一清虚之府。宜每日用茶加盐少许，蘸拭其口内二三次，此法至稳至妙。世多忽之，不知儿之胎毒从粘涎中抹去，可免痄腮、马牙、鹅口、重舌、木舌等症，至简至易之良法也。

　　若母气素寒，小儿清弱者，及产时接生迟慢，致受风寒者，儿必面色皎白，唇色淡红。只以淡姜汤代茶盐汤拭之，最能去胃寒，通神明，并可免吐泻之患。此法最妙，人所未知也。

　　世间多有用黄连拭口者，不知黄连大苦大寒，能损胃气。小儿初脱母胎，全赖后天脾胃强健，岂可即以苦劣之味相犯？他日变呕、变泻、不乳、腹痛、长病、惊劳，皆由此起。陈文中曰：小儿初生，便服朱砂、轻粉、白蜜、黄连，本欲下胎毒，不知此皆伤脾败阳之药。轻粉损心，朱研①损神，儿实者服之软弱，弱者服之受伤，反致变生诸害，不可不察，真至言也。

----

① 研：《卫生至宝图说》"卷内错误改正表"改为"砂"。

洗浴法

　　婴儿初生洗浴，切不可先断脐带，候洗了方断，不致水湿伤脐，可免脐风、脐疮等症。浴儿调和汤水，须看冷热得宜，又择无风密处适可，切勿久浴。久浴则受风寒，夏日则受热。浴时须护儿背，免风邪而入，不使发热成痼疾。

断脐法

婴儿生下时欲断脐带，必须先用热汤浴过，不使水气入内。一手握带，一手向脐捋三四次，使胞血贯满脐穴，离胞寸许，用线扎紧，以磁锋割断，勿使脐血外流，则小儿血旺易育。若弗用割，隔单衣咬断，又将暖气呵七口，更无脐风之疾，切不可用刀割。铁盖器寒冷，恐伤生气也。

凡断脐不盈尺，或束缚不紧，或风湿入脐，或断用脐铁器①，致冷气内侵，恒有脐风撮口之患，慎之慎之。

凡儿脐中肿湿，汁出不干，若至百日即危，急宜延医施治。

凡儿生下，气欲绝而不能啼者，或临产劳伤胎气，或天时寒冷所致，未可遽断脐带。急以格②絮包裹抱于怀中，离胞寸许，用线扎紧，将纸条蘸油点火于脐上，远远熏之，或用祈艾③灸脐带上亦可。使火气由脐入腹，寒得温散，气得暖通，渐渐作声而活。倘或先断脐带，气绝死矣。

又儿生下地即不啼哭，奄奄如死。急看喉间悬痈前腭上，上有一泡，用指摘破，以棉拭去恶血，弗令咽下，即能通声吞乳，如不即挑，泡老难破。

又儿生下不啼，有因粪门有一膜闭住儿气，故不能出声，名曰闭脐生。以银簪脚轻轻挑破其膜，即能出声啼哭。

---

① 或断用脐铁器：《卫生至宝图说》"卷内错误改正表"改为"或用铁器断脐"。

② 格：《急救广生集》卷六作"棉"。

③ 祈艾：蕲艾。

初生儿之调护

婴儿初生，两乳必有饼子，须时常揉撮，捏去乳汁，以散为度，否则肿硬成毒。如初生洗浴时，即将两乳头各捏一把，便无此患。

儿之初生，肌肤未实，腠里未密，宜用棉絮护其背。不可太暖，致令出汗，使表虚易受外邪。

儿生两月后，若遇晴和天气，令乳母抱儿，时见风日，则血气刚强，肌肉致密，可耐风露。若厚衣暖被藏于重帏密室，则筋骨柔脆，不任风寒，多易致病。所以贫儿坚劲无疾，富儿柔脆多灾。譬诸草木方生，以物覆盖紧密，不令见风日雨露，则萎黄柔弱矣。

小儿衣服，当随天气之寒热加减，但令腹背常暖为佳。三冬即或严寒，不与烘火，惟以重绵壅暖，可无火毒、发热、疮疡、丹毒、惊疳之患。

月内小儿，不可闻啼即抱，又不可一啼便乳，须常令啼哭，则胎中所受热毒从此而散，胎中惊气从此而解。期月之间，无重舌、木舌、口禁、胎风、胎热之病。

小儿不可同母睡，必须别蓐置之，恐鼻风口气吹儿囟门，致成风疾。或谓恐儿不堪寒，愚之甚者。夫儿体自有天生成之温，以暖其体，可不必外假，不明此理，欲爱之反害之耳。

小儿未满月之前，又不可早剃胎发。盖此发乃天然护儿脑之宝物，若早剃之，其气血未盈，寒风易入，切宜戒之。

又儿之气血未充，而一生盛衰之基，全在幼时培养之得失，故饮食宜调，寒温宜适。若在期内断然生不得病，须知小儿身体微弱，脏腑柔脆，岂堪先以疾病摧①其生机，断以药困，复遭屠毒，精神暗耗，戕贼早岁，能保长生乎？

乳子之母，身体尤要珍惜。母强则子强，母病则子病，母寒则子寒，母热则子热，一气感化，其应如响。故保婴者，必须先保身也。

初生小儿，形骸②虽具，筋骨甚柔，气质未实，犹之木之柔枝软梗，可使或曲或直或俯或仰也。故百日之内，不可竖把③，竖把则易于惹惊，且必头倾项软，有天柱倒侧之虑。半岁前亦不可独坐，独坐则风邪入背，脊骨受伤，有龟背伛偻之疾，慎之。

又小儿初生之病，其故有三：一日内，须脐风，一噤口，名虽有三，病却一类，皆急症也。口噤尤甚，过四月方免，此病百日内噤防，病甚者多不治。④

---

① 摧：《仁寿镜》卷四作"摧"。
② 骸：《卫生至宝图说》"卷内错误改正表"改为"骸"。
③ 把：《卫生至宝图说》"卷内错误改正表"改为"抱"。
④ 一日内……病甚者多不治：《验方新编》卷十九作"一口噤，一脐风，一撮口，名虽有三，病确一类，皆急症也。口噤尤甚，过四月方免此症，百日内须防，病甚者多不治"。

哺乳论

乳者，赤血所生。乳头有管，渐入渐分，如树分枝，行至乳核，即与血脉管相接，乳汁由是渗入。产后初出之乳甚稀，其性泄，所以泄儿腹之黑粪者。如产母无乳，又不能邀雇乳娘，则以牛乳乳之。但牛乳虽是滋养品，其汁太浓，须以甜热水调匀，方合儿胃。否则消化艰难，致生热病。

小儿乳哺，须要得法，乳者奶也，哺者食也。乳后不可便与食，哺后不可便与乳，乳食相连，难以消化。大者成癖成疳，小者泄痢腹疼。

凡乳儿，先须捏去宿乳少许，然后与儿吮之。乳亦不可过饱，饱则溢而成呕吐。若乳来多极，取出，按后再乳。夏月不去热乳，令儿泻痢，不可不慎。

儿之肠胃细嫩如葱，乳不宜过饱。古人所谓耐三分寒，吃七分饱，频揉肚，勤洗澡，要背暖肚暖，头凉心胸凉，皆至论也。又须令乳母预慎七情、厚味、炙煿，则乳汁宁静，儿不致病。

夜间哺乳又宜慎。常有哺乳之间，母不知而睡去，儿肤肉柔嫩，其口鼻为重大乳房所压，每致于死。此由夜间无一定时哺乳，及闻儿啼，即惯含之以乳房之故也。

凡母之乳汁甚少者，则可知血虚胃弱之故。或产时去血过多，又或产前有病，以及贫俭之家，仆妇下人，产后失于调养，血脉枯槁，或年至四十，血气渐衰，皆能无乳，宜服通脉汤，自能有乳。若乱用川山甲、王不留行等药，往往不效。即或勉强打通，乳汁清薄，令儿不寿，且损气血，产后多病，不久便干，反为不美。

生芪一两、当归五钱、白芷五钱。用猪蹄一只，煮汤吹去浮油，煎药一大碗服之。覆面睡即有乳，或未效，再一服，无不通矣，名曰通脉汤，治乳少或无乳，屡经试验。若新产无乳者，不用猪蹄，只用水一半、酒一半煎服，体壮者加红花三五分，以消恶露。

又小儿四五个月内，只与吃乳，六个月后方可哺稀粥。周岁以前，切不可吃荤腥油腻生冷之物，若待二三岁肠胃稍厚，略与荤腥。诀云：吃热莫吃冷，吃软莫吃硬，吃少莫吃多，自然无恙。故凡黏腻、干硬、酸咸、辛辣、一切鱼肉、水果、湿面、烧炙、煨炒、煎煿，俱是发热难化之物，皆宜禁忌。妇人不知禁忌，畏其啼哭，无所不与，积成痼疾，追悔莫及。语云：惜儿须惜食。又云：若要小儿安，常带三分饥与寒。皆至言也。

又小儿饮食，有任意偏好者，无不致病。所谓爽口味多，终作疾也，极宜慎之。

乳证

产后乳肿胀痛，其故有二：

一必少壮之妇，气血强盛，乳汁多而儿尚小不能吃退，以致宿乳留蓄，新乳又生，陈陈相因，壅塞乳窍，凝滞不通，以致肿痛成痈。其病最易成而易溃，势必传房，不至一痈即已。

一必任儿含乳睡着，儿不吮乳，反吹气入乳中，亦闭乳窍，以致胀痛，其病稍缓。

二症只消疏通乳窍，儿吮手揉，使乳汁流畅，便可消散。非若病由七情郁结，致生乳岩，不赤不痛，积之岁月始成者之难治也。但不急延医诊察消散，任其溃烂，后必乳少汁清，致儿缺乳多病，受累无穷。养子之母乳者慎之。

小儿疳症论

凡小儿诸疳最为重候，顾疳子从甘，明其贪嗜肥甘，损伤脾胃也。盖中土一虚，百病蜂起。故疳症之名，有二十以上而治法，总在脾胃。杨氏曰：疳者干也。在小儿为五疳，在大人为五劳。试思云干云劳，疳非精血败竭之病乎？疳变既多，方难主一，贵在临症酌宜。然一语叮宁①，为医者即遇虫积内热之儿，不可以峻厉之药攻之，重亡津液，重耗气正②，须参以虚损治劳之法，庶不屠毒生灵。为父母者须知慎于平时，不可以舐犊姑息，任其恣食而成诸病焉。

---

① 宁：《卫生至宝图说》"卷内错误改正表"改为"咛"。
② 气正：疑误，恐为"正气"。

小儿急惊慢惊两症不同辩

　　急惊慢惊，原分两症，勿以惊风二字，不分虚实。小儿脏腑微弱，一误服药，贻害非轻。夫急惊属实热，宜用清凉；慢惊属虚寒，宜用温补。二病若霄壤之相隔，治法若冰炭之相反。诸书多用一药兼治急、慢两症，谬妄太甚。抚养婴孩者，慎勿混于所施，以葆韶龄而臻耄耋也。

论慢惊症

庄在田曰：慢惊之症，缘小儿吐泻得之为最多。或久疟久痢，或痘后疹后，或因风寒饮食积滞过用攻伐伤脾，或秉赋本虚，或误服凉药，或因急惊而用药攻降太甚，或失于调理，皆可致此症也。其症神昏气喘，或大热不退，眼翻惊搐，或乍寒乍热，或三阳晦暗，或面色淡白青黄，或大小便清白，或口唇虽开裂出血，而口中气冷，或泻痢冷汗，或完谷不化，或四肢冰冷，并至腹中气响，喉内痰鸣，角弓反张，目光昏暗，此虚症也，亦危症也。俗名谓之天吊风、虚风、慢惊风、慢脾风，皆此症也。若再用寒凉，再行消导，或用胆星、抱龙①以除痰，或用天麻、全蝎以驱风，或用知柏、芩连以清火，或用巴豆、大黄以去积，杀人如反掌，实可畏也。若治风而风无可治，治惊而惊亦无可治，此实因脾胃虚寒，孤阳外越，元气无根，阴寒至极，风之所由动也。治宜先用辛热，再加温补。盖补土所以敌木，治本即所以治标。凡小儿一经吐泻交作，即是最危之症。若其屡作不止，无论痘后疹后病后，不拘何因，皆当急用参术以救胃气，羌桂辛枸熟热等药以救肾气。不惟伤食，当急救之，即伤寒伤暑，亦当急救之。盖其先虽有寒暑实邪，一经吐泻，业已全除，脾胃空虚，仓廪空乏，若不急救，恐虚痰上涌，命在顷刻矣。庸医不明，皆误指为热为食，投以清火去积凉药，立时告变，为之奈何？与其失之寒凉，断难生活，不若试之温补，犹可救疗。此语发明吐泻惊风之理，最为明透。世

---

① 抱龙：即抱龙丸。

之君子愿无忽诸。今将慢惊辩症，胪列于后。

一、慢惊吐泻，脾胃虚寒也。

二、慢惊身冷，阳气抑遏不出也。服凉药之后往往至此。

三、慢惊鼻孔煽动，真阴失守，虚火烁肺也。

四、慢惊面色青黄及白，气血两虚也。

五、慢惊口鼻中气冷，中寒也。

六、慢惊大小便青白，肾与大肠全无火也。

七、慢惊昏睡露睛，神气不足也。

八、慢惊手足抽掣，血不行于四肢也。

九、慢惊角弓反胀①，血虚筋急也。

十、慢惊乍热乍凉，阴血虚少，阴阳错乱也。

十一、慢惊汗出如洗，阳虚而表不固也。

十二、慢惊手足瘛疭，血不足以养筋也。

十三、慢惊囟门下陷，虚至极也。

十四、慢惊身虽发热，口唇焦裂出血，却不喜饮冷茶水，进以寒凉，愈增危笃，以及所吐之乳，所泻之物，皆不甚清化。脾胃无火可知，唇之焦黑，乃真阴之不足也，明矣。

大凡因发热不退，及吐泻而成者，总属阴虚阳越，必成慢惊，并非感冒风寒发热可比。故不宜发散，治宜培元救本，加羌桂以引火归源，必先用辛热冲开寒痰，再进温补，方为得法。

经验二方列后：

逐寒荡惊汤：此方药性温暖，专治小儿气体本虚。或久病不愈，或痘后疹后，或误服凉药，泄泻呕吐，转为慢惊，清热散风，愈治愈危，速宜服此。能开寒痰，宽胸膈，止呕吐，荡惊邪，所谓回元气于无有之乡。一二剂后，呕吐渐止，即其验

---

① 胀：《卫生至宝图说》"卷内错误改正表"改为"张"。

也，认明但系虚寒，即宜服之，不必疑畏也。

胡椒打、炮羌、肉桂冲服各一钱、丁香十粒打。右四味以灶心土三两，煮水澄极清，煎药大半茶杯，频频灌之，接服后方，定获奇效。

加味理中地黄汤：此方助气补血，却病回阳，专治小儿精神已亏，气血大坏，形状狼狈，瘦弱至极，皆可挽回之。如法浓煎，频频与服，参天救本之功，有难以尽述者。

熟地五钱、当归二钱、萸肉一钱、枸杞二钱、玉桂一钱冲服、炮羌一钱、党参二钱、炙甘一钱、故纸二钱、枣仁二钱炒研、白术三钱、炙芪二钱。加生羌三片、红枣三枚、核桃肉二个，为引。仍用灶心土二两，煮水煎药，取浓汁一茶杯，另加附子五分，煎水搀入。谅儿大小，分数次灌之。如咳嗽不止者，加粟壳一钱、金樱子一钱。如大热不退，加白芍一钱。泄泻不止者，加丁香五分。只服一剂，即去附子，只用丁香七粒，隔二三日，只用附子二三分。盖因附子大热，中病即宜去之也。如用附子太多，则小便闭塞不出。如不用附子，则沉寒脏腑，固结不开。如不用丁香，则泄泻不止。若小儿虚寒至极者，附子不妨用至一二钱，此所谓神而明之，存乎其人，用者审之。此方乃救阴固本之要药，治小儿慢惊，称为神剂。若小儿吐泻不至已甚者，或微见惊搐，胃中尚可受药，吃乳便利者，并不必服逐寒荡惊汤，只服此方一剂，而风定神清矣。如小儿尚未成惊，不过昏睡发热不退，或时热时止，或日间安静，夜间发热，以及午后发热等症，总属阴虚，均宜服之。若新病壮实之小儿，眼红口渴者，乃实火之症，方可暂行清解。但系实火，必大便闭结，气壮声洪，且喜多饮冷茶水。若吐泻交作，则非实火可知矣。此方补造化阴阳所不足，实回生起死有神功。倘太虚之后，服一剂无效，必须大剂，多服为妙。

论急惊症

聂久吾①曰：急惊之候，身热面赤，搐搦上视，牙关紧硬，口鼻中气热，痰涎潮壅，忽然而发，发过容色如故。有偶因惊吓而发者，有不因惊吓而发者，然多是身先有热而后发惊搐，未有身凉而发者也，此阳症也。盖执②生于痰，痰盛生惊生风，宜用凉剂以除热而化其痰，则惊风自除矣。切不可用辛燥驱风之药，反助心火而为害也。当其搐搦大作时，但可扶持，不可把捉，恐风痰流入经络，或至手足俱挛也。又不可惊惶失措，辄用艾火灸之，灯火烧之，此阳症大不宜于火攻，曾见有火攻而坏事者矣，戒之戒之。此症虽急，若从容服清凉之剂调理，自可平安，不可听信时医峻用攻击，如巴豆、轻粉之类，以取速效，伤害不小。古谚云：急惊风，慢慢医，此迩言之切当而可用者也。

幼儿将要出痘，有发热二三日，全无痘点形影，而忽然惊搐状，与急惊风一样，医者不知而误作急惊风施治。若以寒凉之剂，或以驱痰峻药下之，必致难救。遇有此症，宜留心兼查痘科门，分别治之，以免误事。

清热镇惊汤（凡急惊初起宜服此方）：连翘去心研、柴胡、地骨皮、龙胆草、勾藤、黄连、枝仁炒黑、酒芩、麦冬去心、赤苓去皮、木通、车前子、枳实炒各四分，甘草、薄荷各二分，滑石末八分。加灯心一团、淡竹叶三片，水煎，分数次服，如服后痰热未除者，以后二方随用一方，泄一二次即愈，若此方已

---

① 聂久吾：聂尚恒，字惟贞，号久吾，明代医家。

② 执：《验方新编》卷十作"热"。

效，后方即不必服。

加减凉膈散：连翘、酒芩、枝仁_{炒黑}、枳实_炒、前胡各五分，薄荷、甘草各二分，大黄_{酒炒}一钱。水煎分数次服，泄一二次，痰热自退，已泄则不必服。

宣风散：陈皮_{去白为末}、槟榔末各五钱、甘草末二钱五分，加黑牵牛四两，半生半炒，取头末一两二钱五分，共和匀。一岁以下服三分，二岁以上服五分，五岁以上服七分，俱用蜜水调服，微泄一二次为妙，已泄则不必服。

夫急惊风是热症，凡祛风散火化痰之药，最为对症。慢惊风是虚症，最忌祛风散火化痰。尝见各名家医书，自前朝以来，均用一方兼治急、慢两惊，标曰急、慢惊风良方，是该打一千扛。查其方无非寒凉疏散、克削香窜之药，急惊用之多效，人皆诧以为神。慢惊入口即亡，不知方之误人，反谓儿命该死。试思慢惊系属虚寒，温补尚恐不及，乃用寒凉疏散，断丧其元阳，兼已克削香窜，重耗其血气，不死何待。呜呼！自明至今，三四百年踵而用之，杀人何可胜数。不禁为百千万亿冤死小儿，抚膺长叹，痛哭流泪也，戒之戒之。

引牛痘说

痘何以曰牛也？痘之种自牛来也。外洋向无此疾，后由他处传染，患亦滋多。惟畜牛取乳之家，独不沾染。医人欲穷其故，见牛乳傍有青蓝小泡，形与痘类，因悟牛之患痘必轻，以之传人，必然无害。于是按古针刺法，取牛痘之浆，种人两臂消烁、清冷渊二穴，旬日果于所刺之处，随出数颗。按日灌水，按日满浆，按日结痂落靥，无一损伤，无一复出。盖牛土畜也，人之脾属土，以土引土，同气相感，同类相生，故能取效。若此痘种自牛而来，故曰牛痘也。

其曰：引何也？曰：痘之为毒，受于先天，感于时气，散于经络。男女交感之会，先天胎毒既有浅深。感时行之气，复有善恶。散于经络，分配五脏，又有轻重。正痘有发热即现点者。最险之症，肾经之毒也，由肾而肝而心而肺而脾，传经既多，其症亦递减。故痘之发毒，肾最重，脾最轻。按古痘苗塞鼻孔法，亦必五脏传遍，始能发热，缘鼻者肺之外窍也。苗塞鼻中，其气先传于肺，肺主皮毛，肺传于心，心主血脉，心传于脾，脾主肌肉，脾传于肝，肝主筋，肝传于肾，肾主骨，痘毒藏骨髓之内。感苗气而发其毒，自骨髓尽达于筋，肾脏之毒解矣。自筋尽达于肌肉，肝脏之毒解矣。自肌肉达于血脉，脾脏之毒解矣。自血脉达于皮毛，心脏之毒解矣。自皮毛尽达于颗粒，肺脏之毒解矣。苗气必历五脏腑，递而入内。毒亦必历五脏腑，层递而出，此传送之次序也。今种牛痘法，择于两臂中消烁、清冷渊二穴，上下交连之处。种之似与塞鼻孔法有异，殊不知二穴部位，乃手少阳三焦经也。三焦者，人身最关要之府。若天地之三元，总领五脏六腑，营卫经络，通内外、左右、上下之气。三焦通则内外、左右、上下皆通，得其关要之处引之，直从皮毛、血脉、肌肉、筋络同时直传而入，使纵有胎毒深藏于肾，亦自然同时引挈而出。如引路焉，引诸坦途，则无颠踬之患。如引丝焉，引其端絮，则无棼乱之忧。《金鉴》所谓：引其毒于未发之先者，即此意。张逊玉《种痘新书》所谓：以佳苗而引胎毒，斯毒不横而症自顺者，亦此意。故凡种痘，皆用引法，而引毒从皮毛、血脉、肌肉、筋骨同时而出，则牛痘为最捷也。痘为小儿一大病，当天行时，人人尚思远避，今无故取婴孩而与之以病可乎？曰：非也。譬之捕盗，乘其羽翼未成，就而擒之甚易矣。譬之去莠，及其滋蔓未延，芟而除之甚易矣。人家小儿出痘，若遇险症，延医服药，举家日夕守视，多少酸辛？问卜求神，多少惊恐？其轻者亦须多方调护，今牛痘则止种四颗或六颗，小儿嬉笑饮食一切如常。旬日之外，告厥成功，无灾无害，不惟小儿省却疾苦，即育子者亦省却忧劳，法诚善也。

坚信洋痘说

　　人谁不爱儿女？爱儿女谁不虑及出痘一事？必要过了这个关头，方算得是自己儿女。今有种洋痘一法，不避风，不禁口，行所无事，万无一失，岂不大好？奈何犹不能盛行，只是人不能坚信，怕出了洋痘遇着天行痘子，又会复染。夫粤东行此近三十年，予所见所闻，从未有复出者。粤东三十年来，所生之人，在外省仕宦商贾者不少，未闻有再染天行痘子者。至于湘潭虽未盛行，前三四年也有十数家出洋痘，何曾再染天行痘子来？且今年有几家出了洋痘，信不的确，又吹苗试之，并不复出，此亦实实信得过了。或谓：种洋痘者，过十年当复出。果尔，则十年一回，百年不过十回，稳稳当当，也不费力，况乎必无此理也。试想他从两臂点苗，略刺皮肤，微见血点，到次日已无形迹了。若不是直达脏腑，如何过了三四日方见红影？又三日长水，三日灌浆，三日结痂，如期不爽，与吹苗一般，长得晶圆饱满，比吹苗之痘，更好看些。盖先天之毒，蕴于无形，以气引气，而痘出焉。吹苗是以气引气，点苗也是以气引气，为何独信吹苗而不信点苗乎？但点痘之家，主人必须留心，其结痂之后，痂是尖顶斜脚，则毒气未出，必要点过，方能算得。即不尖顶斜脚，当而长水灌浆时，小儿气血不足，或有泄泻之病，之能长到饱满，毒气虽去而未尽，必须重服耆术等药，补脾助气，使他长得十分饱满方好。诚恐本要再点，而主人自以为算得过了，业痘科者，亦照管不到，则万中或有一二复出者。盖此法原有引至两次、三次之说，切勿恍惚了事也。若因本要再点，未及再点遇天行痘，或又复染，则人皆藉口，益无复有信之者矣。岂不大可惜哉！余考医书中载以婴儿生数日，刺出臂上污血，终身能免出痘一条后，穴道、刀法皆失传，令之点痘，或其遗法也。夫以万全之法，失传已久，而今复行者，大约前此劫数未满，犹今日洋烟入中国害人，不可胜计，把那劫数抵过了，故此法亦从洋来，得以保全婴儿之年寿耳。而不坚信而遵行之，是违天而自外于生生之理矣。

按：牛痘之法，自道光年间从英国传来，中国得以全活婴孩甚众，从无一重出者，诚保赤之妙手也。其痘种乃牛痘之浆，以玻璃管装载为正。若是象牙扁之痘浆，切勿用之。盖业痘科者，往往以象牙扁取人痘之浆种人，殊不知或有麻风、疔坠、疮疥之毒传染，为害非轻。此等事极为确切，无如人多不知，难以家喻户晓，奉劝种痘之家，见有用象牙扁之痘浆，以及引天花之手术，千万不可与种，免致伤生。凡业痘科者，均望一体，删除旧弊，皆种牛痘，万无一失。其牛痘浆为费不多，而救人无数，有心世道者，幸勿以此言为河汉也。

论夹色症

凡男女日终行远路，及操作苦工，耗动气血，不可行房。或房后感冒风寒，偶若犯之，见头刺、骨痛、四肢紧缩，乃夹色症也，急服此方，如迟不及顾。世亦有服是方而不验者，则其弊有二：一则以轻剂治重病，而不能放心照服；一则以缓服治急症，而不敢遽行多服，故有此误也。

伤寒、伤暑、夹色、夹食误食鸡方（忌食米气腻滞）：

此方百发百中验，若作渴，以此药代茶饮至不渴为度，连服四五剂，倘舌底黑及尾龙骨第三节黑色，则不能救，亦要尽人事为之，或可挽回一二耳。

芒果树丫一两、鬼羽箭五钱、罗兜根三钱、白茅根三钱、鸭脚皮三钱、榕树须三钱、木槵根三钱、槐角子三钱、马甲藤三钱、圆柏叶二钱。用水六碗煎至二碗，分作二次服。

又夹色验方（忌食米气，虚弱人染此症者服之更宜）：槐花三钱、尖槟①一钱五分、白芷二钱、辰砂四分另包冲服、薄荷四分、咸榄三枚、清远茶三钱。净水煎服，服至愈为度，或用芒果树了煎水作茶饮。

治汤火伤方：凡滚油汤火烧伤，切忌冷水浇淋，恐火毒攻心，难以救也，用大黄末调鸡蛋白敷之，即愈。倘火重伤，用白沙糖悲滚②调服，以免火毒攻心也。

治狗咬伤方：用杏仁、甘草以口嚼烂敷之，或用银杏亦可。

治癫狗咬伤方：用三敛草以砂盘擂烂，热酒冲，隔去渣，

---

① 尖槟：即槟榔。

② 悲滚：《卫生至宝图说》"卷内错误改正表"改为"滚水"。

饮酒，将渣敷之。

治猫咬伤方：用薄荷叶嚼汁敷之，如无，用薄荷油搽亦可。

治老鼠咬伤方：用猫毛烧存性，入川麝少许，香油调搽之。

治猪咬伤方：用屋溜中泥敷之。

治马咬伤方：用马齿苋菜擂烂，煎汤脉①之外用，粟子嚼烂敷之，或用马粪汁洗患处。

治人咬伤方：用米泔水洗患处，甘草嚼烂敷，或用人中黄煎水洗数十次。

治蜈蚣、百足②咬伤及蜂刺毒方：用纸霉烧烟熏之，或用纸条烧烟亦可。又用盐水洗之，用二味拔毒散搽之。

二味拔毒散方：红黄精五钱、白凡③五钱，共为细末。

治中百足毒方：口内有潺流出，用蜜糖一两，调六安茶服即解。

治蜘蛛咬方：用生姜汁调古月粉④敷，或用清油搽之，饮羊乳即愈。

治虎咬伤方：用生羌汁服及洗伤口，又用白凡敷之，即止痛。

治虎爪伤方：用地蚕擂烂敷之，或服生葛根汁并洗伤口。

治毒蛇咬伤方：哥⑤曰：毒蛇咬伤用灵仙，吴萸甘草半云连；灵脂连翘兼白芷，红黄红花各二钱。所食各药，用水煎酒一盅冲服，将药渣擂烂敷之。

拔毒蛇牙方：凡蛇咬，必有一牙脱在伤口处，必肿烂，用

---

① 脉：《卫生至宝图说》"卷内错误改正表"改为"洗"。

② 百足：粤语方言，即蜈蚣。

③ 白凡：白矾。

④ 古月粉：粤语方言，即胡椒粉。

⑤ 哥：歌。

灯心灰掺之即出。

治狗毛虫毒方：又名射弓。用灶心泥①、黄糖二味，捶烂，调清水敷之，拔去毒。又方：用豆豉、生油捶烂敷之一二时，毒毛拔出。用白芷煎水洗之，倘烂肉，用螵蛸末掺之即愈。

治借伤成毒引生方：小生地四钱、红花二钱、归尾二钱、五倍子一钱、硫磺末少许，共捶为膏，调鸡蛋白敷之。

治小儿胎毒方：先用米泔水煎洗，或淡茶子水洗净。杉炭二钱五、硫磺一钱、黄丹五钱、凤凰衣一钱存性、皮烟②二分五、松香二分五、铅粉二分五、黄柏二分五厘、文蛤二分五、马牙硝二钱五分，共为细末，调茶油搽之。

治小儿头上生癩痳方：白松香、精青③、猪鬃肉。三味捶烂敷之，先用茶子水洗净，抹极干，贴至全愈，不用换。但三味要椿至五六千杵，捶至极韧为膏。

治小儿头上生痤疮方：用三仙丹调羌汁搽之。先用茶子水洗净，抹极干后搽。

解毒散方：专治一切无名肿毒、阴阳大毒疮及蛇头等症。

山茨菇④一钱、生川乌一钱、生草乌一钱、生半下一钱、生南星一钱、梅片二分、川连五分、正川麝一分、蜈蚣三条。共药九味，研为细末，调猪胆汁搽之。如无猪胆，用清水亦可。症轻者不用服药，倘症重者服下方。

解毒汤方：白芨一钱半、知母一钱半、角刺一钱半、炙山甲一钱半、乳香一钱、花粉一钱半、浙贝一钱半、银花一钱、

---

① 灶心泥：灶心土。
② 皮烟：即烟胶。
③ 精青：《卫生至宝图说》"卷内错误改正表"改为"糠青"。
④ 山茨菇：即山慈姑。

法下①一钱。酒水各一盅煎，温服出汗，止痛愈。

刀伤止血散方：用淡蟆蛸为末，掺之即止血。若伤口血线、血管流血不止，急用银圆压实，血即止。若小伤，用双毫子压之，无不止也。

跌打刀伤还魂散方：能起死回生。若服散呕吐者，难治也。若不省人事，用热酒冲服此散三钱，倘不饮酒者，滚水调服亦可。若伤口溃烂，进风作脓，用温茶避风洗净，用散敷之，无脓不用洗。

白附子三两、防风二钱五分、明天麻二钱五分、香白芷二钱五分、西赤芍二钱五分、生南星二钱五分羌汁炒。共药六味，研为细末，用樽装固，勿泄气为妙。

跌打药丸、药酒方：云茯苓二两、血竭一两、丁香一两、南丹皮五钱、厚白芍二两、熟军一两、儿茶一两、莲子肉二两、南木香一两、归全二两、红花一两、甘草三钱。共药十二味，重十四两八钱。共为细末，炼老蜜为丸，每重二钱五分，腊壳为衣。或浸药酒亦可，将药用酒浸透，蒸熟候冷，用酒浸之，约三月可用矣。

治小儿胎毒及男妇一切湿烂疮仔方：先用热茶洗净后掺之，倘湿疮干，掺干者，调茶油搽之，止痒干水。

老松香炒一两、黄丹微炒五钱、青黛五钱、铅粉炒，勿留铅气二钱半、白凡一两入头发少许同烧，以枯为度，共为细末。

跌打还魂汤：归尾五钱、川芎三钱、苏木二钱、桃仁三钱、丹皮三钱、泽舍五钱、酒水各一盅煎服。头加稿本②，手加桂枝，腰加杜仲，胁加白芥子，脚加牛七，脸加元胡、枳壳，心加辰砂、血结、田七，胸加川朴、桔梗、砂仁，背加姜活、防

---

① 法下：法夏。
② 稿：蒿本。

风、京芥①，脚膝加木瓜、牛七、防风，大便闭加大黄、朴硝、丑牛，小便闭加滑石、木通、车前各一钱为引。

治瘟疹症方：俗语出毛疔，先服苦瓜干三四次，后服方五六剂。

生地四钱、车前三钱、生枝三钱、木通三钱、木瓜二钱、甘草一钱，净煎服。

治瘟疹重症方：空肚服，服后必泻，泻清热毒，用白粥止之。

生军三钱、榕树须三钱、白芍三钱、元明粉二钱、尖槟一钱半、枳实二钱、川朴二钱、甘草五分，净煎服。

救必应散：专救急症，有起死回生之功。

明白矾一两五钱、川连五钱、甘草五钱。三味共研细末，大人每服二三钱，小儿谅减，滚水调服。

治各症列下：小儿急惊、卒然中痰、心气热痛、腹鸣肚痛、双单鹅喉、瘟疹痧症、毛疔顶心、红白痢症。

治十八种喉症方：专治急慢喉痹、双单鹅喉、咽喉肿塞不通、水浆难下，危在须臾。症重者，用药散一钱，调生桐油，以鸭毛、鹅毛搽之，引吐痰涎。症轻者，用清水调匀，细细呷咽即破，自然消散。若是诸般舌肿，用药散五分，调清水搽舌上。如系小儿，用一钱分作四五次，照前用法。

喉症散方：川连五分、熊胆一分、辰砂二分、梅片一分、青黛四分、牛黄二分、豆根五分、川麝一分、甘草三分、枯矾四分、胆矾四分、雄黄五分、皂角三分、大黄五分、细辛三分、牙硝五分、马勃三分、生硼砂八分、姜蚕去嘴微炒八分、百草霜一分、珍珠末三分、存性鹅喉一钱、存性鸡内金一钱。共药廿

---

① 京芥：荆芥。

三味，研为细末，用玻璃樽或磁瓶封固，勿泄气收贮。

喉症汤方：净水煎服，又用木槵子煎水含之，吐出痰涎即愈。

山豆根三钱、桔梗二钱、牛子三钱、川贝二钱、银花蕊二钱、天花粉三钱、元参四钱、连乔三钱、黄芩二钱、防风二钱、生石羔①四钱、桑白三钱、薄荷四分、苦榄二枚。若大便不通，加大黄四钱、朴硝一钱半，泻通其毒自消。

---

① 生石羔：生石膏。

毒物伤生忌食

屋漏水滴食物有毒。

饭落水缸有毒：饭落水缸日久生毛，误食有毒，宜留心检点洁净。

久闭空房毒：凡屋宇久闭，阴湿气闭结，有毒，宜先以火冲散。

偏僻山洞及年久园亭树木花下，切勿饮食，恐蛇虫毒。

草药毒：山上有毒草，入山采药，宜留心拣净。

花瓶水毒：瓶内插花枝，其毒最甚，误饮伤生。

猪肉：浮水者，有毒。身热、瘢疹、外感不可食，忌同羊肝、牛肉、胡荽、梅子、鲶鱼、木鳖子食，伤人。

猪血：服补药不可食。

猪肠：疮患损伤者忌食。

牛肉：身黑、头白者忌食。

羊肉：忌同鲶、酪、柿、蟹食。

羊肝：忌同生椒食。

羊蹄：上悬白珠者毒。

犬肉：忌同菱角食。

鸭肉：痰火人食之，失音。鸭目白者，忌食。肠风下血症，不可食。

鸭蛋：有眼疾不可食，食之生胬肉，疮患者忌食，与鳖肉同食伤人。

野鸭：忌胡桃、木耳、豆豉。

鸡肉：痰火人不可食，小儿五岁以下忌食，眼患不可食。

老鸡有毒，忌与白蜡同食，凡服药有蜡者，十日忌食。

鲤鱼：忌猪肝、绿豆，天行病后切不可食，食之再发，难治，有疮疥者忌之。

鱼鲠：忌同京芥食，凡服药有京芥者，戒一日鱼鲠。

鳗鱼：昂头无腮、背有黑点忌食。

河豚：忌同药食，凡服药者，戒食数日。

沙鳖：肚有王字、卜字、蛇纹者，有大毒。三足、赤腹、头足不缩、独目，俱不可食。忌苋菜、芥菜、鸡子，孕妇忌食。

烧鹅：有毒，病不可食。

蚬肉：白浊、遗精症不可食。

蟹：多食动风、发霍乱、发疮疥。孕妇不可食。独目、单螯、四足、六足、腹下有尾、背有星点、两目相向者，俱有大毒。误食藕汁解，忌同柿果食。

豆腐：忌同蜜糖食。

生葱：忌同蜜糖、梅子食。

柿果：忌同烘青豆食。

土茨菇：忌同黄瓜食。

芫茜：服药有白术、丹皮者忌之。

铜煲水：隔夜不可饮。

岐山氏花柳解毒药水披露

　　夫医者，仁术也。有仁而无术，纵分文不取，亦徒然误人。或有术而不仁，以丹石坠之，亦属害人不浅矣。所以花柳之症，每常愈而复兴，皆余毒未尽故也。余得此秘方，前在美国金山大埠发售，经有二十余年，中外远近驰名，属①经效验。惟我中国同胞，欲买不便，故梓友劝余，照方制成，以便于采买，非图射利，实方便于人耳。疾轻者，一樽全愈；症重者，数樽修②功，永无复发之患。又无新种③之虞。男女服之，百病消除，不用戒口，诚花柳症之奇方也。每樽约有二十服，早晚每服一次，以一小茶羹为度，约唐人大半酒杯，勿过于多，因药力温猛，慎之慎之。初服，开水一半，饮至不见热气，毋庸开水矣。或有些热气，饮些白粥以润之，然后再服，即无碍矣。

　　此药露专于散毒、祛风除湿、去瘀生新、旺血行气、活络舒筋、开胃思食，治一切花柳鱼口、便毒、疳疔痔漏、远年疔坠、余毒作痛。或服水药过多，以致风瘫、半身不遂等症。每樽价洋二大员，每十樽价银九。找赐顾者，请认岐山氏招牌为记，庶不致误寄售处，请阅报纸告白便知。

---

① 属：《卫生至宝图说》"卷内错误改正表"改为"屡"。
② 修：《卫生至宝图说》"卷内错误改正表"改为"收"。
③ 新种：《卫生至宝图说》"卷内错误改正表"改为"断种"。

附录：生物化学名词古今对照

阿连：油酸。

阿摩尼亚：氨。

巴蒗颠：棕榈酸。

巴西里：细菌。

伯布西尼：胃蛋白酶。

淡气：氮气。

淡轻、淡轻四养：氨。

淡轻水、淡轻四养水：氨水。

淡轻四养盐类：铵盐。

淡轻养草酸：草酸铵。

淡养：氮氧化合物。

非布里尼：纤维素。

弗气：氟气。

钙养：氧化钙。

钙养磷养五：磷酸钙。

钙养硫养、钙养硫养三：硫酸钙。

钙养炭养、钙养炭养二：碳酸钙。

钙养盐类：碳酸钙类无机盐。

哥路登：谷蛋白，即面筋。

哥罗方：氯仿。

格罗考司：葡萄糖。

各里司里尼：甘油。

磺养酸、磺养二酸：二氧化硫。

镪锰养：锰酸钾。

辉啤连、辉啤嗹：纤维蛋白。

加播匮酸：石碳酸。

加西衣尼：酪蛋白。

钾养：氧化钾。

磷二养三：三氧化二磷。

磷二养三盐类：亚磷酸盐。

磷二养五：五氧化二磷。

磷养五之盐类：磷酸盐。

鏀：钠。

鏀绿水：次氯酸钠。

绿气：氯气。

镁养：氧化镁。

镁养炭养二：碳酸镁。

莫尔菲尼：吗啡。

钠绿：氯化钠。

钠养：氧化钠。

尼古低尼、泥哥颠：尼古丁。

轻硫：硫化氢。

轻养二气：水。

鋥绿：氯化锌。

鋥绿水：次氯酸锌。

石绿：氯化钙。

石绿水：次氯酸钙。

士的亚连：硬脂酸。

树皮酸：鞣酸，又称丹宁。

炭匿酸盐类：碳酸盐。

炭气、炭养、炭养气、炭养二气：二氧化碳。

炭轻养：碳水化合物。

炭养二、硫养三、轻绿、磷养五各配质：碳酸根、硫酸根、盐酸根、磷酸根离子。

铁二养三：氧化铁。

铁磺养、铁磺养四：七水合硫酸亚铁，又称绿矾。

盐硝炭：硝酸盐。

养气：氧气。

以脱：乙醚。

直辣的尼：还原角蛋白。